LOS CUATRO PASOS PARA VENCER AL CÁNCER

Lawrence W. Dickins

LOS CUATRO PASOS PARA VENCER AL CÁNCER

Una guía práctica para alcanzar la remisión

URANO
Argentina – Chile – Colombia – España
Estados Unidos – México – Perú – Uruguay

1.ª edición: febrero 2019

El autor de este libro no ofrece asesoramiento médico ni recomienda el uso de ninguna técnica como tratamiento de problemas físicos o médicos sin el consejo de un profesional de la medicina, ya sea directa o indirectamente. Solo pretende ofrecer información de naturaleza general para ayudar en la búsqueda del bienestar emocional y físico. En el caso de utilizar los lectores cualquier información de este libro, ya que están en todo su derecho de hacerlo, ni el autor ni los editores se responsabilizan de las acciones de dichas personas.

Reservados todos los derechos. Queda rigurosamente prohibida, sin la autorización escrita de los titulares del *copyright*, bajo las sanciones establecidas en las leyes, la reproducción parcial o total de esta obra por cualquier medio o procedimiento, incluidos la reprografía y el tratamiento informático, así como la distribución de ejemplares mediante alquiler o préstamo público.

Copyright © 2018 by Lawrence W. Dickins
All Rights Reserved

© 2018 *by* Ediciones Urano, S.A.U.
Plaza de los Reyes Magos, 8, piso 1.º C y D – 28007 Madrid
Ediciones Urano México, S.A. de C.V.
Ave. Insurgentes Sur 1722, 3er piso. Col. Florida
Ciudad de México, 01030. México
www.edicionesuranomexico.com

ISBN: 978-607-748-176-8
E-ISBN: 978-607-748-177-5

Fotocomposición: Ediciones Urano, S.A.U.

Impreso por: Litográfica Ingramex, S.A. de C.V.
Centeno 162-1. Col. Granjas Esmeralda
Ciudad de México, 09810. México

Impreso en México – *Printed in Mexico*

A mis hermanos, Anthony, Gerald y Ronald,
compañeros inseparables.
Gracias por todas las aventuras.

A mis hijos, Lawrence y Bryan, gracias por su cariño.
Son los mejores hijos que un padre puede esperar.

A Marina, mi alma gemela.

Índice

Agradecimientos 11

Nota al lector 13

Introducción 17

I. ¿Qué es el cáncer? 23
  ¿Cómo se detecta el cáncer? 27
  Examen médico 30
  Causas del cáncer 34
  El Sistema Inmunológico 39
    Resumen 42

II. Primer paso: la preparación 45
  Armar un equipo 48
  Cambio mental 51
  Preparación antes de los tratamientos 52
    Resumen 56

III. Segundo paso: el tratamiento 59
  Los tratamientos convencionales del cáncer 59
  Terapia de radiación 60
  Quimioterapia 62

Dispositivos de accesos vasculares......................... 64

Terapia hormonal 66

Terapias biológicas.. 66

Cirugía 67

Efectos secundarios a los tratamientos de quimioterapia
y radiación 69

Resumen 78

IV. Tercer paso: recuperación y cambio de alimentación 83

La sinergia de los nutrientes.............................. 88

Alimentos naturales 89

Vitaminas 92

Minerales... 96

Elementos dietéticos menores.............................. 101

Los alimentos recomendados para combatir el cáncer 102

Otros alimentos... 113

Hierbas suplementarias 115

Resumen 121

V. Cuarto paso: el poder de la mente 123

Cambio de vida 125

La mente como instrumento 127

Visualización 128

Voz interna 130

Estado mental 133

Resumen 137

Conclusión 139

Glosario 141

Datos de contacto 155

Agradecimientos

Al equipo de médicos del Centro Médico ABC en México y del MD Anderson Cancer Center en Houston, Texas.

A Raquel Gerson Cwilich, Alberto Villalobos Prieto, Menahem Schueke Esses, Andrés Palomar Lever, Enrique Stoopen Margain, Jaffer A. Ajani. Gracias por sus atinadas decisiones y tratamientos.

En especial, al doctor Lorenzo Soler Montesinos, quien no solo se convirtió en mi líder médico, sino también en un amigo. Gracias Lorenzo por tu sabiduría, paciencia y persistencia. ¡Ganamos y aquí sigo!

Al equipo de enfermeras del Centro Médico ABC Observatorio, en especial a las enfermeras de la Unidad de Terapia Intensiva, quienes con su amabilidad, dedicación y profesionalismo, hicieron los días de recuperación más cortos.

Al equipo de tratamiento de quimioterapia de la doctora Raquel Gerson Cwilich, en especial a la enfermera Teresa (Tere) Rojas, con sus consejos y alegría, el tratamiento fue menos pesado.

A mis amigos que sufrieron la misma enfermedad: Carlos Haus, Jorge Almada, Javier Rizo y Lilian Flores gracias por compartir sus experiencias conmigo.

A Mariana González Riemann, quien con su fortaleza, cariño y organización, hizo que me enfocara en mi enfermedad y a encontrar el bienestar.

A Paloma González, quien con sus atinadas observaciones y paciencia, hizo posible este libro.

A Ediciones Urano y en especial a Larisa Curiel y Norma Bautista, quienes con su trabajo, profesionalismo, y dedicación hicieron realidad este libro.

Nota al lector

Si estás leyendo este libro es porque te dieron la noticia de que tienes cáncer o que alguien, que amas y quieres, lo tiene. Gracias por darte una oportunidad.

Mi madre, mi padre, mi hermano mayor y mi sobrina mayor murieron de cáncer. Yo no. ¿Cuál fue la diferencia?

Cuando veía a mis padres vivir con su enfermedad, era un secreto. Se suponía que yo no debía saber cuál era el mal que los aquejaba. Ellos solamente hablaban con sus doctores, y mi madre, aparte, hablaba con su confesor. Padecieron su cáncer con un estoicismo absoluto, sufrían dignamente este padecimiento como quien lleva una pena silenciosa y termina por aceptarla asimilando que el cáncer era igual a muerte porque ese era el camino que Dios había escogido para que se fueran. Se entregaron a su destino y siguieron las instrucciones de sus médicos seguros de que el final ya estaba cerca.

Yo, por el contrario, siempre fui un chico rebelde y ávido de conocimiento. Como puedes imaginarte, volvía locos a mis maestros y jefes en el trabajo, pues en mi época de estudiante la docencia era dogma. Mi pregunta favorita ante la vida siempre ha sido: ¿por qué?

Cuando me diagnosticaron con cáncer, la pregunta obvia fue: ¿por qué yo, si soy un exitoso ejecutivo de televisión en España viviendo una vida de ensueño?

Esta interrogante me llevó a un recuerdo lejano de cuando era un joven estudiando en Inglaterra. En una ocasión en *Speaker´s Corner* en Hyde Park (un lugar donde cualquier persona podía expresar su modo de pensar y sus convicciones), se encontraba un hombre manifestando sus creencias sobre el pecado y Dios. Entonces tuve la osadía de preguntarle, en medio de su exposición, que quién era Dios. En un silencio incómodo de la gente ahí reunida me respondió: ¿Y quién eres tú para cuestionarme?

Lo que dijo me hizo reflexionar, pues en realidad me llevó muchos años poder contestar a su pregunta o tratar de hacerlo. ¿Quiénes somos?

En este momento no quiero meterme en la filosofía del Ser. Pero sí decirte que tú no eres ni tu historia ni tu cuerpo; eres tu conciencia, **tu alma**. Esta alma es la que te lleva hacia adelante, la que define a tu verdadero yo.

Cualquier persona que sufre una enfermedad crónica, ya sea cáncer, diabetes, SIDA, etc., pasa por una transformación de su Yo y se vuelve un guerrero que combate cada día a su enfermedad.

Aunque el cuerpo esté bajo de energía, el Yo da la fuerza necesaria y lo obliga a no darse por vencido. Es a ese guerrero que le dirijo este libro deseándole la mejor de las suertes, porque el camino es difícil, pero no imposible. El cáncer **no es** igual a muerte.

Si estás en tratamiento, y te sientes muy débil para leer y digerir la información que expongo, te recomiendo que vayas directo al resumen de cada capítulo en donde tendrás lo esencial de las ideas que te presento. Ya después, con calma y mejor ánimo, leerás los capítulos que te interesen en el orden en que los necesites.

A mis amigos médicos les ofrezco disculpas por simplificar los tratamientos, procedimientos y funciones corporales. Mi objetivo principal en este documento es el de informar de la manera más sencilla al lector común, ese que un día es diagnosticado con cáncer y debe enfrentarse de la noche a la mañana a un lenguaje antes desconocido. Esos lectores recibirán, como bálsamo para el corazón, las experiencias de quien ya caminó por donde ahora ellos andan.

Introducción

En el 2004 me diagnosticaron con cáncer de esófago, mientras estaba de viaje en México visitando a mis hijos. Recuerdo que habíamos pasado juntos las fiestas navideñas y unas maravillosas vacaciones en el puerto de Ixtapa Zihuatanejo. Antes de volver a mi casa en Madrid decidí hacerme un *check up* porque mi seguro médico en España había vencido con el final del año y me solicitaban un examen general para renovarlo.

Por recomendación de algunos amigos hice una cita en el Centro Médico ABC. El doctor que me atendió me inspiró mucha confianza, su trato era cálido e impecable y más adelante se convertiría en una parte esencial de mi tratamiento al asumirse como mi líder médico. Su visión fue fundamental para explicar y respaldar el trabajo de los especialistas que me proveerían el tratamiento tras mi diagnóstico.

Una vez hechos todos los análisis de sangre y de radiología, ya en su consultorio, me informó que estaba en excelente estado físico, que podía regresar a Madrid sin ningún problema y con los exámenes en la bolsa para tramitar la renovación de mi seguro. Al momento de despedirnos, mi pareja me insistió que le comentara sobre mis molestias nocturnas de reflujo, respondí en voz alta que no eran importantes pues las tenía completamente controladas con antiácidos.

Pero el doctor preguntó sobre el tiempo que llevaba con ese malestar y le contesté que casi veinte años. Se volvió a sentar tras su escritorio y escribió en su bloque de recetas un nuevo examen: una endoscopía. *Solo para estar seguros, tú sabes,* me dijo. Al día siguiente ahí estaba con una delgada sonda entrando por mi boca.

El viernes 4 de marzo del 2004, a las 10 de la mañana, estaba nuevamente en el consultorio de mi médico para escuchar los resultados de la endoscopia. Recibí la noticia más inesperada de mi vida. Habían encontrado un tumor maligno en el esófago distal, un adenocarcinoma. ¡Yo tenía cáncer!

Esos momentos son los más difíciles para un paciente. Es el instante en donde toda la vida que conoces se te viene abajo: tus planes, anhelos, logros… ¡todo! Es un *shock* a la realidad y una sacudida que en un segundo te lleva fuera de tu zona de confort.

No hay manera de suavizar la noticia ni el golpe que te causa. Es un hecho y claro, los doctores tratan de ver el lado positivo. *Lo detectamos a tiempo*, dicen unos. *Estás todavía joven,* dicen otros. Sin embargo, la realidad es muy distinta: tú ya no eres el mismo.

Tampoco ayudó mucho que la noticia me la dieran en viernes. Tuve todo un fin de semana para meditar y buscar en Internet qué se decía sobre este tipo de cáncer. Como no había mucha información en México, me avoqué a buscar estadísticas y procedimientos en Estados Unidos. ¡Gran error! Los pronósticos no eran muy buenos y solo me deprimieron más.

El lunes siguiente inició el calvario, pues sin saber ni comprender nada, literalmente puse mi vida en manos de mi médico, quien con un gran profesionalismo y humanidad, empezó a guiarme a través del mundo que sería mi modo de vida por los siguientes seis años.

Después de múltiples tomografías computarizadas (TC), tomografías por emisión de positrones (TEP), resonancias magnéticas (IRM), radiografías, ultrasonidos y pruebas de sangre en el MD Anderson Cancer Center de Houston y en el Centro Médico ABC de México, llegamos a una estrategia para el tratamiento.

Sí, el médico del ABC me daba mucha confianza, pero cuando te diagnostican cáncer y tu vida es lo que está en juego, quieres al menos otra opinión que te brinde un mejor panorama o que confirme que lo dicho por el primero no está equivocado. Por eso no dude en que un especialista del MD Anderson, dónde ya me habían hecho estudios, me dijera cómo veía mi caso.

Recuerdo que cuando estaba en el hospital de Houston en la sala de espera del oncólogo, un joven no mayor a 35 años, me preguntó a qué iba. Se me hizo raro, porque estábamos en la especialidad de oncología del esófago. Le conté de mi reciente diagnóstico y que quería una segunda opinión. Se quedó pensativo y la siguiente pregunta que me hizo fue aún más extraña: *¿Y te van a operar?* Conteste que sí, pero que primero me darían radiación y quimioterapia.

Sonrió y me dijo que tenía suerte, que casos más avanzados como el de él no eran operables, por la metástasis. Después de un silencio embarazoso, me dijo que a él ya no lo podían operar y venía por su sexta sesión de quimioterapia. En la charla me enteré de que llevaba tres años peleando contra ese cáncer y ya iba de salida. Su semblante y fortaleza me estremecieron, no supe qué hacer o qué decir, lo único que me salió de los labios fue: *¡Ánimo, ya estás por terminar!*

Esta experiencia, me afectó mucho. Me enfrentaba nuevamente a mi mortalidad. También me subrayaba el hecho de que nada estaba seguro y que los tratamientos podrían durar mucho tiempo. Sin embargo, no tenía otra alternativa, tenía que seguir adelante.

Nada cambió en Houston. Hubieron más coincidencias que discrepancias con el diagnóstico que me hicieron en México. Entonces decidí que no debía perder más tiempo, regresé al ABC y me puse en manos de los especialistas con una fe ciega.

La directora de Oncología del ABC, consultó con el Anderson Cancer Center las directrices del tratamiento, para luego confirmarme que ambas unidades médicas estaban de acuerdo en empezar con quimioterapia, radiación y una cirugía en la que me retirarían el 75% del esófago.

El 7 de abril, un mes después del diagnóstico, me interné en el hospital para que me colocaran un catéter subcutáneo en el lado derecho del tórax, por ahí me suministrarían la quimioterapia y así evitarían tener que hacerlo por vía intravenosa. Siempre agradeceré esa intervención porque me ahorró muchos momentos de angustia y ansiedad. Ese mismo día inició mi tratamiento de quimioterapia, quizá deba decir que con resignación y entrega total a la opinión de los doctores.

El esófago es un tubo con varias capas de tejido que tiene unos 25 centímetros de largo y conecta la faringe con el estómago. Llegar a él requiere que un cirujano remueva algunos órganos del tórax, incluyendo el pulmón, sobre todo porque las tumoraciones crecen desde las capas internas hacia afuera. Bien, pues tres meses después de la primera quimioterapia, entré a quirófano para una cirugía muy complicada en la que me cortarían parte del esófago y que habría de regalarme mis primeros 15 días de recuperación hospitalaria.

En ese momento mi objetivo era recuperarme cuanto antes para seguir con mi trabajo y mi modo de vida. Tan pronto salí del hospital, retomé los viajes y el ajetreo «normal» con el que estaba acostumbrado a vivir.

Lo cierto es que ahora que veo mi diario de esa época, me doy cuenta de que mi vida no tenía nada de normal y de cómo aquel ritmo y hábitos perjudicaban a mi organismo en su recuperación. La ignorancia, o también podría ser la inercia de una vida haciéndolo, me llevó a seguir comiendo en la calle, a consumir alcohol con las comidas y, en general, a continuar viviendo sin atender mínimamente mi alimentación. Casi el 70% de mis comidas eran fuera de casa, y las demás, repletas de alimentos procesados.

Mantenía el estrés a su máximo nivel. Por años, me vendí la idea de que las personas que eran expuestas a un alto grado de tensión podían tomar mejores decisiones y ser más productivas. ¡Loquísimo! ¡Así de equivocado estaba!

Pero aquella locura no fue cuestión del momento, llevé mis malos hábitos y mi absurdo ritmo de vida por tres años más, hasta que en 2007 fui diagnosticado nuevamente con cáncer en lo que me quedaba de esófago. La primera vez me espanté pero estaba determinado a vencer. Ahora, me preocupé porque me quedaba claro que esta enfermedad no se iba a ir así como así, estaba dentro de mí, no la había vencido años atrás y me paralizaba la idea de que posiblemente nunca lo haría.

Obvio, las estadísticas de sobrevivencia en pacientes que recaen se redujeron radicalmente. Que el mal regresara, bajaba de 20 a 5 por ciento las probabilidades de salir bien librado de la enfermedad.[1] Si no fue grata la primera vez, esta segunda me parecía apenas el inicio de un gran abismo sin fondo en el que yo había decidido (absurdamente) volver a entrar.

---

1. American Cancer Society. www.cancer.org.

Lo dejé todo. Dejé de lado mis preocupaciones, mis «prioridades laborales» y me concentré, física y mentalmente, para hacerle frente al segundo episodio de la batalla contra esta enfermedad. No me importó lo que tuviera que hacer, los cambios que habría de adoptar y todas las medicinas que debería tomar. Yo me colaría al 5% de los supervivientes. ¡Iba a vivir!

I
¿Qué es el cáncer?

El objetivo de este libro es ayudarlos a dar los primeros pasos en un camino que, como pacientes o familiares, recorremos al enfrentarnos a un diagnóstico de cáncer. Saber qué ocurre en nuestro cuerpo y por qué nos provoca tantos estragos, pero de forma más sencilla y digerible, es la manera de comenzar a entender los cambios que vendrán.

Empecemos por conocer que nuestro cuerpo tiene aproximadamente 60 mil millones de células que con frecuencia se están replicando y renovando para que nuestros tejidos y funciones del organismo se mantengan en óptimas condiciones.

Durante la replicación, el núcleo de la célula pasa por un proceso denominado **mitosis**, en el cual ésta se divide en dos con toda la información del ADN formándose dos células más, idénticas entre sí. Y así, constantemente se multiplican y además se renuevan las que mueren.

Dentro de este proceso algunas células se equivocan en la réplica del ADN y se crean imperfectas. La mayoría de éstas se mueren o son detectadas por nuestro sistema inmunológico que las desecha o aniquila. Sin embargo, algunas sobreviven y éste es el inicio del cáncer.

Cáncer es el término que se utiliza entonces para describir más de cien enfermedades que tienen un factor en común: las células defectuosas que inician una replicación sin control y se dividen rápidamente. Éstas tienden a pegarse a alguna parte del cuerpo e invaden el tejido que está a su alrededor. En el proceso, unas se pueden desprender y repartir en otras partes del cuerpo a través del sistema sanguíneo o linfático, dañando otros tejidos. A este proceso se le denomina **metástasis**.

Usualmente se le llama cáncer por el lugar donde se encuentra: cáncer pulmonar, cáncer de piel, cáncer de colon, cáncer de mama, etc.

Normalmente se clasifican como cánceres de tumores sólidos o tumores líquidos. Por lo común, los primeros aparecen en un órgano como lo es el pulmón o la mama; y los líquidos se hacen presentes en el sistema linfático o en la médula ósea, a esta categoría pertenecen la leucemia, el linfoma y el mieloma múltiple.

Cuando se habla de cáncer, hay términos que son la base para decidir y tomar la acción correcta para combatirlos.

- **Tumor**. Es una masa de tejido que se encuentra en una parte del cuerpo. Para tener certeza de su naturaleza y origen, el médico toma una muestra de la masa, llamada biopsia, y solo al analizarla es posible determinar si es **benigno** (no canceroso) o **maligno** (canceroso).

- **Grado**. Esta clasificación determina qué tan agresivo es el cáncer. Si es bien diferenciado significa que las células del tumor se parecen a las de su entorno, lo cual indica que su crecimiento no es tan rápido. Los poco diferenciados se refieren a aquellos cuyas células son distintas a las de su entorno, lo que reflejaría que su evolución es más rápida. De ahí que al clasificarse un tumor como *poco diferenciado y de un grado alto*, el médico querrá decir que es de rápido crecimiento.

- **Etapa.** Dice si el cáncer está localizado en un solo lugar o ha invadido otros tejidos (metástasis). Para saberlo, es necesario apoyar el diagnóstico con otros exámenes como: pruebas de sangre, tomografía computarizada (CT), imagen de resonancia magnética (IRM), una gammagrafía con radionúclidos y, en ocasiones, muestras de la médula ósea.

- **Escala de Gleason.** Se emplea solo para medir el grado de agresividad del cáncer de próstata: 2-6 Crecimiento lento; 7 Agresividad intermedia; 8-10 Agresividad alta.

Hay cuatro etapas de cáncer:

- **Etapa I.** El tumor es pequeño y está localizado en un solo lugar del órgano.

- **Etapa II.** El tumor es un poco mayor y es muy posible que se haya pasado al sistema linfático.

- **Etapa III.** El tumor ya ha invadido tejido adyacente.

- **Etapa IV.** Hay presencia de varios tumores que se distribuyeron a otras partes del cuerpo (metástasis). En esta fase, el cáncer se propaga de tres diferentes maneras:

1. Simplemente crece en el tejido que se encuentra y penetra los adjuntos que pueden ser otros órganos.

2. Propagación hematógena es cuando la célula cancerosa viaja a través de la sangre. Cuando un tumor es mayor de 7mm desarrolla vasos sanguíneos (angiogénesis) de donde recibe nutrientes y también pueden viajar células semilla que se desprenden del tumor.

3. La diseminación es por medio del sistema linfático. Éste actúa como drenaje del cuerpo, en el cual las células inmunológicas viajan con las toxinas y los patógenos que se han introducido en el cuerpo para su eliminación. Ahí las células se propagan por todo el sistema buscando un lugar para instalarse.

Existen tres tipos básicos de tumores, depende de dónde se encuentran:

- **Carcinomas.** Crecen en los tejidos que revisten órganos internos (epitelio). La mayoría se desarrolla en aquellos que producen secreción, por ejemplo: pulmones (mucosa), mama (leche), próstata (fluido lechoso que se encuentra en el semen), páncreas (jugos gástricos), etc.

- **Sarcomas.** Se desarrollan principalmente en tejidos de soporte y conexión, por ejemplo: músculos, tendones, huesos, nervios o vasos sanguíneos. Un carcinoma, eventualmente, se puede convertir en sarcoma, todo depende del lugar donde crezca.

- **Linfoma y leucemia.** Crecen en las glándulas linfáticas o en la médula ósea. Los linfomas, también conocidos como linfosarcomas, están divididos en Hodgkin o No Hodgkin. Comienzan en los linfocitos, que son parte del sistema inmunológico y, la diferencia entre uno y otro, es un linfocito específico donde el padecimiento inicia. La leucemia se encuentra en la médula ósea o en la sangre y es un cáncer de los leucocitos o glóbulos blancos.

Un diagnóstico bien fundamentado por el médico oncólogo ofrecerá información detallada sobre ubicación, grado y etapa del tumor. Y serán los factores clave para que los médicos a cargo tomen las decisiones estratégicas correctas para iniciar y dar curso al tratamiento.

¿Cómo se detecta el cáncer?

«Hace siete años se me practicó una operación de neovejiga, luego de que el órgano me fuera extirpado como consecuencia de un cáncer. Necesitaba una vejiga nueva que me ayudara a expulsar la orina del cuerpo. ¿Cómo fue que me di cuenta de que estaba enfermo?

En mi casa todos los inodoros eran de color negro, por ello nunca me percaté que estaba orinando sangre hasta que tuve una oportunidad de tomar unas vacaciones en Cozumel. En el hotel los muebles de baño eran blancos, y por primera vez, me di cuenta de la presencia de sangre en mi orina. Me alarmó mucho la cantidad de sangre que había arrojado. Así que de-

cidí vaciar las botellas de agua que estaban en el refrigerador para orinar en ellas.

La primera botella salió con coágulos de sangre, la segunda, con sangre oscura, y la tercera, marrón oscuro, como si la orina estuviera oxidada. En ese momento le dije a mi mujer que, aunque acabábamos de llegar, empacara de nuevo porque nos regresábamos a la Ciudad de México. Mi esposa no entendía el porqué de mi decisión hasta que le mostré las botellas.

Para conseguir los boletos de avión, los cuales estaban totalmente vendidos, se me ocurrió utilizar una silla de ruedas para verme más mal, me instalé en la recepción del mostrador de la línea aérea a «cazar» a los primeros pilotos que pasaran. Les pregunté si podía hablar con ellos y muy amablemente accedieron. Entonces saqué de mi maleta de mano una de las botellas y se las mostré. Les dije que me acababa de suceder y que tenía que ir a un hospital de inmediato. Cuando vieron el contenido me dijeron que no me preocupara, que aunque fuera en cabina me subirían al vuelo. Yo tenía un problema grave».

Jorge A. / 77 años
Cáncer de vejiga

Lo ideal es detectar el cáncer en sus etapas tempranas, pero es difícil hacerlo dado que los pacientes, usualmente, acudimos al médico solo cuando se ha manifestado y comienza a dar problemas alguna función del cuerpo.

Los síntomas del cáncer dependen de dónde inicia y cómo se desarrolla. Si el tumor se encuentra cerca de la superficie de la piel, una masa podrá ser detectada a simple vista o con el tacto, una herida que no se cura o un sangrado. Es por eso que a las mujeres se les enseña a detectar cualquier cambio en la morfología de la mama, para que acudan al médico lo antes posible para descartar la posibilidad de algo más serio.

Si el tumor está dentro del cuerpo, los síntomas no aparecerán sino hasta que ya esté de un tamaño mayor y haya empezado a obstruir algún conducto o a presionar otro tejido. La obstrucción puede originar molestias como la tos, si se encuentra en un conducto pulmonar; si es en el intestino puede provocar constipación o vómito. En la uretra puede causar dificultad al orinar. En esta situación los hombres deben acudir al médico en el momento en que sienten alguna dificultad para que se hagan un examen de próstata.

Tienen que acudir con un urólogo, especialmente después de los cincuenta años, si tienen esta molestia, ya que la inflamación obstruye la uretra. Ahora, es importante que sepas que no todas las molestias que afectan la próstata quieren decir que es cáncer. La mayoría de los hombres sufrirá de inflamación de la próstata después de los 50 años. A esto se le llama *Hiperplasia prostática benigna* y se puede controlar con medicamentos tradicionales o alternativos. Sin embargo, es importante que tu médico lo sepa para que te haga una auscultación y compruebe que no es un tumor.

Cuando el crecimiento del tumor es mayor, empieza a hacer presión en los tejidos adyacentes, es muy doloroso y causa acumulación de líquidos en el cuerpo. Al líquido en la cavidad abdominal se le denomina **ascitis** y puede causar un crecimiento en volumen alrededor del estómago, acompañado de dolor. Al líquido en el pecho se le denomina **derrame pleural** y puede provocar tos y falta de respiración. A veces, los síntomas no se manifiestan hasta que el tumor ha metastizado. Padecer cáncer también puede cambiar ciertas funciones del cuerpo y causar pérdida de peso, fiebre, bochornos, sudor y cansancio. Tú conoces a tu cuerpo así que ¡escúchalo! Y cualquier anomalía consistente comunícala a tu doctor.

Examen médico

Lo primero que hace el médico es un examen físico en el que palpa los nodos linfáticos y esto depende de la ubicación del problema, por ejemplo: examen manual de la mama, examen rectal para la próstata, un Papanicolaou para el cuello uterino, etcétera. Posteriormente, solicita un análisis de sangre en el que los marcadores tumorales dan resultados.

Los marcadores tumorales son proteínas que son producidas por las células normales y cancerosas. Se piensa que hay que tomar medidas más concretas de análisis cuando uno de estos marcadores es más elevado de lo normal. Estos marcadores se encuentran en la sangre y la orina. También se ven en los tumores cuando se efectúa una biopsia. Los marcadores se dividen en No Específicos y Específicos.

Marcadores No Específicos

- **Fosfatasa alcalina.** Es elevada cuando hay daño en el hígado o en los huesos.
- **Bilirrubina.** Es elevada cuando existen enfermedades del hígado.
- **SGOT y SGPT.** Son enzimas que, si están elevadas, indican daños en el hígado.

- **Lactato deshidrogenasa** (LDH). Es una enzima que indica un metabolismo anaeróbico en el cuerpo. Quiere decir que hay falta de oxígeno en una parte del cuerpo. El cáncer vive en un ambiente anaeróbico.
- **Ácido úrico.** Los niveles elevados muestran que hay inflamación crónica en el cuerpo o problemas en los riñones. Si hay bajos niveles, puede ser por algún desajuste en el hígado o en los riñones.
- **Creatinina y BUM** (nitrógeno ureico en la sangre). Es un análisis para saber si los riñones están funcionando correctamente.

Marcadores Específicos

- **Antígeno carcionoembronario** (CEA). Los niveles elevados manifiestan problemas en colon, mama, pulmón y páncreas. El alcohol y el tabaco elevan este marcador.
- **CA-125**. Los niveles elevados manifiestan problemas en los ovarios y en el útero.
- **CA-19-9**. Detecta irregularidad en el tracto gastrointestinal, páncreas e hígado.
- **CA15-3**. Detecta anormalidad en la mama.
- **Alfa feto proteína** (AFP). Indica problemas en los testículos y en el hígado.
- **Gonadotropina coriónica** (HCG). Es una hormona que produce el cuerpo durante el embarazo y que también indica algunos malestares en los ovarios, testículos y pulmones.
- **Fosfatasa ácida prostática** (PAP). Indica problemas en la próstata.

- **Antígeno específico prostático** (PSA). Indica problemas en la próstata.
- **Electroforesis de proteína en suero.** Se utiliza para detectar mieloma múltiple.

> **Nota importante:** *Todos estos marcadores solo deben ser interpretados por los médicos especialistas, quienes analizarán los datos y tomarán decisiones para efectuar pruebas adicionales y encontrar las causas de los malestares. El objetivo de nombrarlos es el de informar al paciente el tipo de pruebas que el médico podrá solicitar.*

Imagenología

En los últimos años se han presentado avances en las técnicas de imagenología que resultan verdaderamente increíbles. Con la sinergia entre mejores métodos de obtención de imágenes en lo que respecta a calidad a través de la digitalización y los programas de *software* del posicionamiento de los tumores, se hace más fácil la toma de decisiones sobre las estrategias a seguir.

Radiografías

Las radiografías sirven para ver a través de los tejidos y definir sus distintas densidades, lo que ayuda a ubicar el tumor y a comparar su densidad contra la del tejido sano. Dependiendo de la parte del cuerpo que el radiólogo esté examinando, quizá se tendrá que tomar una sustancia levemente radioactiva como el bario para reforzar el contraste de los tejidos. Las radiografías, también llamadas Rayos X, pueden diferenciar con facilidad entre tejidos blandos y sólidos como los huesos; pero para tumores de tejido blando, otras técnicas nucleares ofrecen mejores resultados.

Gammagrafías

Tomografías computarizadas (TC), imagen de resonancia magnética (IRM) y ultrasonido, son algunas de estas técnicas. Para realizar una tomografía por emisión de positrones (TEP) es necesario inyectar una solución de glucosa que lleva una substancia radioactiva y marca los puntos en el cuerpo donde se concentra la glucosa en el sistema sanguíneo, el cáncer se alimenta de ello, de azúcar. La concentración de glucosa marca la ubicación del tumor.

Endoscopías

La mejor técnica, si es posible, es ver el cáncer a través de una cámara, la cual es introducida al cuerpo por medio de un cable muy fino de fibra óptica. Éstas son las más usuales: gastroscopia (esófago y estómago), broncoscopía (tráquea y pulmones), colonoscopía (colon) y hieroscopia (útero) entre otras. La ventaja de este procedimiento es que no solamente le da al médico la oportunidad de ver de cerca el tumor, sino que también puede tomar una muestra para hacer una biopsia. Esta técnica es muy común para análisis en la uretra y la vejiga, así como lo que se pueda observar a través del tracto digestivo.

Biopsia

La biopsia es un procedimiento que consiste en la extracción de una muestra total o parcial del tumor para ser examinada en el microscopio. Se toma parte del tumor (biopsia incisional) o todo el tumor (biopsia excisional). La muestra o tumor se envía a un laboratorio donde se determina si es benigno o maligno. Dependiendo del resultado se decidirá qué tratamiento se deberá seguir. A la muestra se le hace una prueba llamada prueba in vitro de sensibilidad a químicos o apoptosis ex vivo la cual determina qué químicos son susceptibles de matar a las células cancerosas.

Causas del cáncer

El cáncer no tiene una sola causa, son varias. A diferencia de una infección bacterial, donde se sabe qué tipo de bacteria es la que afecta al organismo y se puede atacar con un antibiótico, con el cáncer no es tan fácil. Los estudiosos de esta enfermedad han aceptado que es provocada por varios factores degenerativos que se acumulan a través del tiempo. Para que las células cancerosas se manifiesten toman casi diez años. Los más comunes son:

La sobrecarga tóxica

Conforme nuestro planeta va aumentando su población, los gobiernos y los agroindustriales se han visto en la encrucijada de cómo incrementar la producción de alimentos en las áreas disponibles para nutrir este caudal de crecimiento poblacional. El resultado ha sido la utilización de agentes químicos para preservar los cultivos y son usados para que las plantas no pierdan la batalla contra las pestes que las acechan. Sin embargo, las plagas, al mutar rápidamente, se vuelven resistentes a los químicos empleados y deben desarrollarse nuevas fórmulas. Es una carrera que estamos perdiendo.

Los vegetales, las frutas y las semillas que llegan a nuestra mesa están altamente tratados con químicos para su supervivencia. Químicos que al ser ingeridos por el hombre, van acumulándose en el cuerpo con resultados desastrosos.

La Organización Mundial de la Salud estima que en Estados Unidos hay casi cinco millones de productos químicos registrados, de los cuales el hombre está en contacto con más de 70 mil y, de estos, 20 mil son agentes cancerígenos.

Estas toxinas no solo afectan nuestro ADN, sino que también debilitan nuestro sistema inmunológico, dejando que las células cancerosas crezcan y se diseminen sin ninguna oposición.

El alcohol y el tabaco son también toxinas que afectan constantemente a nuestro cuerpo.

Estrés

El doctor austrohúngaro nacionalizado canadiense, Hans Selye, fue el primero, en 1936, que utilizó la palabra **estrés** para explicar los cambios fisiológicos que se presentaron en unas ratas de laboratorio al ser expuestas a ruido, cambios bruscos de iluminación, ambientes hostiles y toques eléctricos.

Descubrió que esos cambios en las ratas incluían la reducción del tamaño del timo, órgano esencial para la producción de células inmunológicas. El timo en el hombre es una glándula ubicada en el cuello y es esencial en la producción de linfocitos, específicamente las células T. Su disminución afecta su óptimo funcionamiento, reduciendo la producción de células T y poniendo en peligro a la persona de cualquier ataque de un patógeno o de cáncer.

Aunque hay una controversia en que si el estrés causa directamente cáncer, es un hecho que, cuando es crónico, reduce las defensas del hombre y éste tiene una mayor tendencia para enfermarse. Es simplemente porque nuestras defensas están muy bajas y nuestro cuerpo no resiste los embates de nuestro medioambiente.

Nutrición

El cuerpo humano se hace, alimenta y repara por sustancias que se encuentran en la dieta alimenticia. Lo que sucede es que en nuestro estilo de vida moderno el ser humano tiene cada día menos tiempo para cocinar sus alimentos de consumo diario y, por necesidad, recurre a productos ya elaborados, los cuales son fáciles de preparar pues simplemente se meten en el microondas, al horno o al sartén y se calientan.

Estos alimentos tienen ingredientes básicos y un sinnúmero de químicos que los hacen más apetecibles, más vistosos y más duraderos. Estos productos, también denominados **productos procesados,** son la causa directa de una desnutrición endémica en nuestra sociedad, ya que no es lo mismo sentirse satisfecho al comer, que estar bien alimentado al comer. Esta falta de conocimiento ha llevado a un aumento vertiginoso de casos de cáncer.

Sedentarismo

Las cifras son contundentes. Casi el 50% de los hombres y el 33% de las mujeres estadounidenses, sufrirá cáncer en su vida según el American Cancer Society en un estudio efectuado en 2017[2]. De estos, solamente el 14% de estadounidenses activos contraerán cáncer. Practicar media hora de ejercicio moderado cada dos días, reduce el riesgo de padecerlo hasta un 38%, según un estudio del National Cancer Institute, publicado en Jama Internal Medicine[3]. Como dato de esperanza, desde el año 2006 al 2012 las estadísticas de supervivencia de cinco años en general son del 69%.[4]

Esto tiene que ver con los nuevos métodos de atacar el cáncer, pues no solamente son los tratamientos médicos, sino también la actitud, la nutrición y el ejercicio.

Los beneficios de hacer ejercicio son ya comprobables: ayuda al sistema circulatorio a llevar oxígeno al cuerpo y, dado que el cáncer vive en un ambiente anaeróbico, colabora en asfixiar a las células cancerosas. También distribuye los glóbulos blancos (leucocitos) del sistema inmunológico a todo el cuerpo para una mejor acción contra los patógenos y células cancerosas.

Hacer ejercicio estabiliza el nivel de glucosa en la sangre, lo cual es sumamente positivo para los pacientes de cáncer ya que, como las células cancerosas se alimentan de ésta, el ejercicio las mata de hambre.

Genética del cáncer

Muchos de nosotros conocemos a una persona que ha tenido cáncer y que aparentemente esta enfermedad aparece en su familia

---

2. www.cancer.org

3. www.health.harvard.edu

4. Idem

con singular frecuencia. Mi familia como ejemplo. Esta enfermedad puede presentarse de tres formas:

1. **Cáncer esporádico.** Ocurre al azar en individuos que no tienen ningún riesgo genético conocido y tampoco ninguna historia familiar de cáncer. La mayoría de los cánceres caen dentro de esta clasificación.

2. **Cáncer familiar.** Son causa de variantes en múltiples genes y factores del medioambiente que trabajan en conjunto. En este caso, cada variante genética provoca un aumento en el riesgo. La posibilidad de desarrollar la enfermedad depende del número de éstas que la persona hereda y de los factores ambientales que interactúan con esos genes.
   Aunque estos cánceres parecen ocurrir en familias, no siguen las típicas reglas de la herencia.

3. **Cánceres hereditarios.** Están asociados con el cambio en un solo gen susceptible al cáncer. Se han encontrado más de 50 síndromes de cánceres hereditarios e incluyen el síndrome de cáncer de mama, de ovario y de próstata, los tres relacionados con los genes BRCA1 y BRCA2.

Estos cánceres hereditarios afectan a un bajo porcentaje de la población que ha enfermado. De hecho, solo del 5% al 10% de los cánceres son causados por el cambio en un gen[5]. Aunque no todo el mundo que lleva un gen modificado tiene cáncer, el riesgo aumenta.

---

5. National Cancer Institute/Hereditary Cancer Syndromes.

Estos tipos de cambios genéticos son transmitidos en un patrón de **herencia autosómica dominante y recesiva**, dado que todos los seres humanos heredamos dos copias de genes de nuestros padres, uno de cada uno.

En el caso de **herencia autosómica dominante** solamente uno de estos genes es suficiente para aumentar las posibilidades de cáncer. Un ejemplo de genes dominantes son los ojos obscuros. Solo necesita que un gen, ya sea de la madre o padre, se transmita para que el hijo/a tenga los ojos obscuros. Los ojos claros son genes recesivos y necesita que los dos padres lo transmitan.

En la **herencia autosómica recesiva**, la persona necesita recibir dos copias del gen modificado, un gen del padre y otro de la madre, para que aumente su riesgo.

Mucha gente piensa, erróneamente, que el riesgo de padecer esta enfermedad es transmitido en las familias por un solo gen de cáncer. Sin embargo, dada su complejidad, es más probable que sea la causa del cambio en varios genes y del medioambiente.

Lo más importante es saber que tener una variante genética asociada con cáncer, no quiere decir que definitivamente aparecerá la enfermedad. Lo único que indica es que hay un solo factor de riesgo.

El Sistema Inmunológico

Todos en esta vida tendremos cáncer. Sí, es una afirmación muy preocupante, pero siempre ha sido así. Lo que sucede es que no todas las células se manifiestan o crecen para convertirse en tumores dañinos porque nuestro sistema inmunológico es uno maravilloso que mantiene a las células defectuosas a raya.

En todo el cuerpo humano hay un fabuloso sistema de órganos que trabajan unidos y simultáneamente, pero son independientes uno del otro. Mantienen su funcionamiento en óptimas condiciones para que nuestra vida siga adelante. Sin embargo, hay un sistema que no es órgano, aunque en lo personal es el que más me maravilla, y ese es el inmunológico.

El sistema inmunológico es comparable a un ejército de células y su función, y actividad principal, en el cuerpo humano es defenderlo de cualquier invasión de atacantes externos denominados **patógenos**.

El rol que tiene este sistema súper complejo y que incluye a millones de células en el organismo, es el de eliminar patógenos de nuestro organismo: toxinas, bacterias, virus, hongos, ciertas proteínas, parásitos y también células cancerosas, aunque éstas no se originan en el exterior del cuerpo humano.

La primera línea de defensa del sistema inmunológico incluye la piel, las membranas mucosas y el ácido estomacal. La piel previene que los patógenos entren a nuestro organismo. Lo mismo sucede con las membranas mucosas, como las de la nariz, que atrapan patógenos y al sonarnos, expulsamos miles de bacterias y hongos que se acumulan en ella. Y, el ácido estomacal es tan fuerte, que literalmente mata bacterias, virus, hongos y parásitos que se introducen al sistema digestivo a través de nuestros alimentos.

La segunda línea de defensa del sistema inmunológico incluye la respuesta inflamatoria y los fagocitos, por ejemplo, cuando tenemos una herida en la piel se enrojece, se inflama, aumenta la temperatura y causa dolor. Estas reacciones son provocadas por células, las cuales sueltan un químico llamado *citosina* que activa a los **mastocitos** (células) que producen histamina, el cual actúa con las células y atrae a los fagocitos y a los leucocitos para defender al cuerpo de la intrusión.

Sin meternos en los detalles del funcionamiento tan maravilloso de todas las especialidades del sistema inmunológico, cabe mencionar que existen células de los leucocitos que se dedican únicamente a distinguir cuándo una sana ha sido invadida por un patógeno y actúa de tal manera, que la digiere en péptidos o proteínas. Lo increíble es que estas células se pueden clonar entre sí, aumentando los números de defensa y atacando con más fuerza a la invasión de patógenos.

Resumen

¿Qué es el cáncer?

- El cáncer son muchos tipos de afecciones, no es solamente una.
- Las afecciones tienen en común la multiplicación descontrolada de las células.
- Estas células defectuosas son las que sobreviven a los sistemas de defensa naturales en el cuerpo.
- El cáncer, normalmente se denomina por el lugar donde se encuentra: cáncer de mama, cáncer de pulmón, cáncer de colon, etc.

Etapas

- Etapa I. Un tumor pequeño, ubicado en un solo lugar.
- Etapa II. Un tumor mayor, con probabilidades de haber entrado en el sistema linfático.
- Etapa III. Células cancerosas que ya invadieron tejidos adyacentes.
- Etapa IV. Cuando el cáncer ya se propagó a otros órganos u otros tejidos del cuerpo.

Tipos de tumores

1. Los **carcinomas** son tumores que revisten órganos internos. Usualmente aparecen en tejidos que producen secreciones como la mucosa en los pulmones, leche en la mama, jugos gástricos en el páncreas, etc.
2. Los **sarcomas** son tumores en tejidos de soporte como los músculos, los huesos, los nervios, etc.
3. Los **linfomas y leucemias** son tumores en ambientes líquidos como en las glándulas linfáticas o en la medula ósea.

Diagnóstico del cáncer

- **Examen médico.** Un examen físico y de sangre donde se analizan **los marcadores tumorales** por el médico para determinar los órganos afectados y establecer las estrategias a seguir.
- **Imagenología.** Dentro de los exámenes que el médico solicita están las radiografías, tomografías (TC y TEP), resonancias magnéticas (IRM) y los ultrasonidos.
- **Endoscopías.** Son exámenes en los que se introduce una pequeña cámara, casi siempre utilizando una fibra óptica, ya sea por los orificios naturales del cuerpo o por uno que se efectúe quirúrgicamente. Estos exámenes son de especial importancia dado que se puede visualizar el tumor de manera directa y realizar una **biopsia**, lo cual implica tomar una pequeña muestra del tumor y efectuar exámenes patológicos en el laboratorio.
- **Causas del cáncer.** El cáncer no tiene una sola causa, es más bien una combinación de factores que influyen en el

desarrollo de células cancerosas. Los factores que contribuyen son: la sobrecarga tóxica, el estrés, la nutrición, el sedentarismo y los factores genéticos.

Palabras importantes con respecto al cáncer

- **Tumor.** Masa de células que se desarrollan en el cuerpo.
- **Biopsia.** Muestra que se toma del tumor para determinar si es benigno (no canceroso) o maligno (canceroso).

II
Primer paso: la preparación

El 27 de junio de 2007 me volvieron a diagnosticar con cáncer, tenía 25% de mi esófago y la enfermedad se había formado nuevamente en esa parte. Aunque era más pequeño, todavía representaba una amenaza para mi cuerpo. Después de realizarme los análisis, se determinó que tendría que volver a pasar por todo el tratamiento otra vez: radiación, quimioterapia y cirugía. La única diferencia en esta ocasión era que también recibiría quimioterapia después de la operación.

Al escuchar el diagnóstico me invadió la tristeza, pues en realidad no sabía qué hacer. Me había entregado totalmente a las manos de mis doctores, había seguido todas sus indicaciones al pie de la letra y aquí me encontraba otra vez. Sin embargo, algo en mí había cambiado, no sé con exactitud cómo definirlo, mas esta vez el miedo no apareció y la ansiedad se convirtió en resolución. Esta ocasión me di cuenta que tenía que tomar riendas en el asunto, desde luego que respetaría las indicaciones de mis médicos, pero tenía que ser proactivo y hacer algo por mí mismo.

Entonces me dediqué a buscar información sobre el cáncer en todos los libros que caían en mis manos y comencé a ver una estrategia recurrente entre los supervivientes que escribían su relato. Fue así que mi vida se transformó y pude analizar mi actitud hacia ella, mi espiritualidad y mi entorno.

Me di cuenta que, después de mi primera operación, regresé al mismo estilo de vida que tenía antes: mismo estrés, mismos vicios, misma dieta y misma actitud. En realidad no había cambiado nada y en el registro de mi historia se veía solamente que en el camino que seguía, había pasado por un bache: mi enfermedad y que todo lo demás continuaba igual.

Fue así que tuve una revelación, un momento ¡*eureka!*: tenía que cambiar mi modo de vida para poder sanar mi cuerpo; debía revisar todas y cada una de las acciones que seguían los supervivientes de cáncer, analizarlas con inteligencia y con la nueva información adquirida. Si debo decirles desde ya qué fue lo que me salvó la vida, sin duda afirmo que fue este cambio lo que lo hizo y me otorgó una nueva perspectiva que me ha mostrado la felicidad, el amor y la paz espiritual.

Los que recibimos por primera vez una mala noticia o sufrimos un evento vital traumático entramos en las cuatro fases del trauma en el ser humano:

1. Shock o estupor
2. Negación
3. Enojo
4. Aceptación

Tal vez no todos las transitamos en el mismo orden. Tal vez pasamos de una a otra y regresamos. Tal vez el tiempo que nos lleva transitar por cada una de ellas es diferente de persona a persona. Pero lo que es cierto es que habremos de pasar por todas.

La primera reacción es el **shock** a la noticia, la incredulidad que provoca la sorpresa de aquello que nos acaban de decir. Inmediatamente entra el miedo, la incertidumbre y la nulidad de pensamiento.

La **negación** es positiva si se toma acción. Lo más lógico no solo es decir: *No es cierto, yo no tengo cáncer, el doctor se equivocó,* y meter la cabeza en la arena. La reacción lógica es buscar una segunda opinión. ¿Por qué es buena? Porque bien encausada, esta etapa nos sacude y empuja a tomar decisiones, en consecuencia, actuamos rápidamente al respecto.

El **enojo** es inevitable. No nos merecemos lo que nos pasa. Somos víctimas de una mala pasada del destino. ¿Por qué yo? Esta mala noticia también es un cambio y, como todo lo que no es esperado, esto nos saca de la zona de confort y no es nada agradable. Pero hay dos opciones: instalarse en el enojo y el papel de víctima o usarlo para potenciar el coraje, ese combustible que te ayuda a enfrentar lo que venga.

Pero finalmente llega la **aceptación**, no la pasiva, sino más bien la que nos hace determinar las opciones que se tienen y definir una estrategia. Aceptar que es la situación que tenemos y que nada va a cambiar a menos que nos pongamos en sintonía con una actitud correcta y un efectivo plan de acción, no solo fortalece nuestro estado emocional, también contagia el de quienes nos rodean y en este proceso lo que necesitamos es mucha actitud positiva.

Sé que dije que no hay un tiempo u orden establecido para cada fase, pero entre menos tiempo se tarde el proceso del trauma, más rápido se podrán tomar las acciones recomendadas.

Armar un equipo

En este proyecto, el de recuperar tu salud, se necesita de un equipo de personas que estén dispuestas a afrontar este desafío junto a ti. Ellas serán el pivote de tu combate contra el cáncer, deberán estar tan comprometidas en combatirlo como en ganar. Serán tu roble en tiempos de tormenta y serán tu barca en la tempestad. Habla con ellas y pídeles, desde lo más profundo de tu corazón, que te ayuden, pues tú vas a dedicar la mayor parte de tu tiempo a combatir y a ganar esta batalla. En el equipo habrá varias áreas a cubrir:

Médicos

Lo primero es escoger a un médico que sea de tu absoluta confianza. Si no lo conoces, busca entre tu familia o amistades una recomendación. No importa la especialidad que tenga, lo fundamental es que te de confianza para que le entregues la tuya. Claro está que si es un especialista en una de las áreas que necesitas, ¡mucho mejor!

La responsabilidad de este médico será traducir todas las opciones que los demás especialistas te van a proponer; explicarte cada uno de los pasos y poner en palabras llanas todos los procedimientos. También te ayudará a tomar las decisiones para obtener un mejor resultado. Entre las cualidades que debe tener están: ser directo; abierto a otras opciones (ya sea medicina moderna o alternativa), comprensivo y profesional. ¿Por qué digo abierto? Lamentablemente la carrera de medicina es tan compleja que ciertas especialidades no se abarcan a profundidad, lo cual crea un antagonismo natural a otras ramas de la medicina.

Solo uno de los médicos que entrevisté en Estados Unidos, que fueron decenas, había tomado un diplomado en nutrición, lo que me sorprendió mucho, dado que el padre de la medicina, Hipócrates, escribió: *Deja que los alimentos sean tu medicina y la medicina tu alimento*. De hecho, en mi recuperación, uno de los factores más importantes fue el de la alimentación.

A este doctor, al cual has escogido, lo vamos a denominar **líder médico**. Él se convertirá en tu amigo, será el que escuche tus dudas, tus anhelos y muchas veces tu desesperación. Como podrás ver es una decisión importante.

Estos son otros especialistas médicos que estarás consultando:

- **El oncólogo.** Es el médico especializado en cáncer. De él saldrá la estrategia para combatir tu enfermedad en especial y decidirá el tipo de quimioterapia, la vía de administración, durante cuánto tiempo la recibirás, cuánta radiación y su duración. También definirá la cirugía.
- **El radiólogo.** Es el médico especializado en radiación. Él recomendará fechas, potencias de radiación y localización de las radiaciones, así como los medicamentos de prevención del daño a órganos adyacentes al tumor.
- **El cirujano oncólogo.** Es el médico especializado en cirugía de tumores. Con él se determinarán las fechas y los procedimientos de la cirugía y armará un equipo que incluirá asistentes de cirugía, anestesiólogo y especialistas en el órgano que está invadido.

Familia

Ésta es otra decisión crucial. ¿Quién va a ser tu compañero/a de viaje? Esta persona se va a dedicar a tu mejoría mental y física, y estará contigo todo el tiempo. Lo ideal es que viva bajo el mismo techo, para que esté al pendiente de tus alimentos, del horario de tus medicinas, de tu horario de descanso y de las tareas del hogar. También será la persona que te acompañará a las consultas médicas para que te tome de la mano. En pocas palabras, será tu otro yo y conocerá todos tus miedos y gozará de todos tus triunfos, pues en esta enfermedad hay varios. Será tu apoyo y tu *coach*, te animará cuando lo requieras y te escuchará cuando sea necesario.

Sus responsabilidades serán varias, pero principalmente hacerte más fácil el entorno familiar. Te dará amor y compasión. Será la persona a quien toda la familia y las amistades se dirigirán para conocer tu estado de salud y, en su caso, los horarios de visita. Esta persona será tu **líder familiar**.

Vas a necesitar a una persona que maneje tus finanzas. Si tu líder familiar lo puede hacer, ya estás del otro lado y todo será miel sobre hojuelas. Si no, entonces conjuntamente con tu líder familiar tendrás que nombrar a alguien, de preferencia que sea un familiar.

Esta persona tomará la responsabilidad de las finanzas del hogar y de los honorarios de los doctores. Estará al pendiente de los seguros, revisará la compra de materiales médicos y medicinas. En general, estará al tanto de tu situación económica. Esta persona es muy importante porque durante este periodo no deberás tener ninguna preocupación y solo una ocupación: la de mejorarte. A ella la llamaremos el **líder financiero**.

Una vez nombrados y comprometidos los líderes, deberás hacer una reunión con los tres, y escuchar primero la estrategia médica que propone el **líder médico**. Una vez transmitida, tu **líder familiar** hará otra reunión contigo y con el **líder financiero** y juntos, planearán una estrategia de cómo cuidar las finanzas, cubrir los gastos y afrontar los costos de la enfermedad.

En algún momento, el **líder familiar** hará una pequeña reunión con la familia y los amigos cercanos para explicarles la estrategia para combatir la enfermedad. De esa reunión se desprenderán muchas ofertas de apoyo, el **líder familiar** deberá tomar nota de lo dicho, dado que, en el futuro, cuando el paciente esté en tratamientos, no van a sobrar los apoyos.

Finalmente, el **líder familiar** comenzará un diario, un simple cuaderno en el que empezará a describir los eventos de lo transcurrido en el día, así como las visitas médicas, el cronograma de toma de medicamentos, los exámenes médicos y las llamadas de apoyo de familiares y amigos. También anotará el ánimo del paciente, qué alimentos ingiere, además de su rutina diaria: ejercicio, oficina, etc. Este diario será invaluable en las visitas con los médicos para reportar avances o descarrilamientos durante los tratamientos.

Durante este periodo el oncólogo solicitará pruebas médicas e informará al paciente y al **líder familiar** la estrategia final. Se deberá guardar copia de todos los exámenes para futuras referencias.

Cambio mental

Una vez resueltas las actividades rutinarias, tendrás tiempo de analizar tu situación mental. ¿Qué vas a hacer al respecto?

En todos los libros que he leído y en las historias de los pacientes que han sobrevivido, éste es uno de los pasos más importantes de supervivencia: ¿Qué piensas sobre tu futuro? ¿Vas a pelear y a vencer la enfermedad o vas a hundirte en la depresión y dejar que el cáncer gane? Hay un gran poder en la elección. El camino está lleno de pequeñas y grandes decisiones y, en cierta manera, ellas van a determinar el resto de tu vida.

La toma de la decisión iniciará una acción, esa acción llevará a otra y así, sucesivamente. Tomarás el control de tu vida y tendrás que hacer un compromiso contigo mismo de que vencerás al cáncer, y aquí no hay cabida para la duda. Quizá tendrás que ir haciendo ajustes en el camino, mas la visión final no se desvanece, no falla, no se borra. ¡Vas a ganar cueste lo que cueste!

Una vez tomada la decisión, todas tus ansiedades y tus miedos se evaporarán y por fin verás más claramente lo que tendrás que hacer. Compártela, porque también le dará fortaleza a tu equipo y te lo agradecerá. En el cuarto paso hablo más ampliamente sobre esto.

Preparación antes de los tratamientos

El objetivo principal en este punto es preparar al cuerpo y a la mente para el trauma al cual van a ser sometidos. La quimioterapia, la radiación y la cirugía, son traumas controlados, y su único propósito es destruir al máximo las células cancerosas que se encuentran en el organismo y erradicar el tumor. Lamentablemente estos tratamientos tienen consecuencias en todo el cuerpo, pues la quimio no solo aniquila a las células cancerosas y reduce el tumor, sino que también daña a todas aquellas en reproducción. O sea que tu cuerpo se verá perjudicado en todas sus partes y esta afectación creará un estado de cansancio absoluto y de malestares colaterales.

La radiación, aunque más dirigida al tejido dañado, también perjudica a los tejidos que están a su alrededor. Finalmente, la cirugía, que es una invasión, afecta al cuerpo diezmándolo en sus defensas.

Uno de los problemas más recurrentes en los hospitales, en los momentos postoperatorios es la infección del sistema respiratorio, ya que las defensas naturales del cuerpo se ven totalmente diezmadas.

Para ayudar a prevenir este daño, hay que fortalecer al cuerpo y a la mente con unos simples cambios de comportamiento que te vendrá bien iniciar unas semanas antes de los tratamientos y continuarlos mientras duren.

El principio más importante que debemos aprender es que *no es lo mismo comer que alimentarse*, ésta es la magia de la nutrición. Hay que entender que no toda la comida es igual de nutritiva y sana, por lo que hay que seguir unos simples lineamientos para darle mejores nutrientes a nuestro cuerpo.

En este momento no nos meteremos demasiado a las razones de la importancia de la alimentación, simplemente hablaremos de los productos que deberás evitar para iniciar una desintoxicación de tu cuerpo y de aquellos que deberán ser parte de tu vida.

Tabaco y alcohol

Hay que analizar nuestro medioambiente y tratar de sanarlo. Es obvio que deberás evitar totalmente el tabaco, ya sea que fumes o que estés en un ámbito donde se fuma, dado que se respira el humo secundario.

Hay que dejar el alcohol por completo porque su composición es procesada por el cuerpo en azúcares y estos, alimentan al cáncer.

Azúcar

Hay que dejar por completo la ingestión de azúcar refinada y cualquiera de sus derivados, dado que la glucosa alimenta a las células cancerosas. Más adelante analizaremos este tema extensamente porque en realidad te digo que, si hay un enemigo del paciente de cáncer, es el azúcar.

Los adictos al azúcar pueden disminuir su necesidad con una planta de estevia o con miel de agave, ambos ingredientes son bajos en niveles glucémicos (azúcares) pero son cinco veces más dulces. Se pueden ingerir pequeñas cantidades para aliviar la ansiedad relacionada con los síntomas de abstinencia. Lo ideal es evitarla por completo.

Agua

Comienza a tomar agua sola, enséñate a tener un vaso de agua a tu lado y con frecuencia dale un sorbo. Es increíble saber que una gran mayoría de los pacientes de cáncer entran a los tratamientos totalmente deshidratados, pues creen que tomar café, refrescos, bebidas deportivas y jugos de lata van a hidratarlos. Solo lee las etiquetas y sopesa la cantidad de azúcares que estás introduciendo en tu organismo. Tomar agua debe convertirse en un hábito que suplirá otros como fumar y tomar alcohol.

Beber agua ayuda al sistema inmunológico a funcionar correctamente y esta práctica es muy importante antes de entrar a tratamiento y durante el mismo.

Té verde

Cambia el café por el té verde, éste es uno de los amigos del paciente con cáncer porque no solo es antioxidante, sino que también ayuda a bloquear a las células cancerosas para que no invadan otros tejidos (metástasis), así como la creación de vasos sanguíneos (angiogénesis) para la alimentación del tumor.

Frutas y verduras

Aumenta el consumo de frutas y verduras. Por cada porción de carne, come tres de frutas y verduras. Le darán al organismo ingredientes esenciales para su nutrición.

Ejercicio

Otro hábito que deberás iniciar es el ejercicio. Es uno de los más difíciles si no tienes la costumbre de hacerlo, porque siempre existirá la excusa de que nunca lo has hecho.

Éste es el momento de comenzar ya que has tomado una decisión que te está llevando a cambiar tu modo de vida. No estoy diciendo que te unas a un equipo de futbol o que vayas a un gimnasio y empieces con una rutina de dos horas de ejercicios aeróbicos y una hora de pesas. No, simplemente necesitas moverte.

Es recomendable que hagas una pequeña rutina de estiramiento, la cual puedes encontrar fácilmente en Internet y caminar 30 minutos diarios a un paso medio, en el que sientas que tu corazón bombea a un pulso más rápido que lo que bombea cuando solo caminas en la casa.

El ejercicio no solo te ayudará mentalmente dado que eliminará tu ansiedad y estrés, sino que también apoyará a tu cuerpo a llevar todos los nutrientes a los puntos más necesitados. Te vas a sorprender de lo rápido en que se va a volver un hábito y, después de un tiempo, te sentirás inquieto si no lo haces.

Resumen

La preparación

Después de recibir la noticia, hay que transitar por sus cuatro fases: shock, negación, enojo y aceptación lo más rápido posible.

No te prives de contar con una segunda opinión, lo que te llevará a tomar el control de tus decisiones.

Armar un equipo

Esta determinación se vuelve fundamental pues durante el tratamiento no tendrás muchas veces la energía para tomar decisiones.

Necesitarás un **líder médico**, él será tu guía, tu mano derecha en las decisiones médicas. Escoge a un doctor que te de confianza y te hable con franqueza y honestidad.

También vas a necesitar a un **líder familiar**, esta persona, usualmente, es la pareja, pero no siempre. Ella tendrá comunicación con los familiares, los amigos y con los médicos; calendarizará los medicamentos, así como las visitas médicas y los traslados. Además, será tu apoyo moral y espiritual.

El **líder financiero** es esencial, él tendrá a su cargo las finanzas del hogar y el pago de los honorarios médicos. También estará pendiente de los seguros, revisará la compra de materiales médicos y medicinas.

Estos tres líderes deberán participar en todas las reuniones donde se tengan que tomar decisiones. Usualmente se realizan en el consultorio del doctor.

Cambio mental

Éste es el paso más importante para enfrentarte a esta enfermedad o ¿vas a darte por vencido? Obviamente vas a pelear y esta lucha deberá estimular tu área mental. Harás todo lo necesario para vencer y vas a tener fe absoluta de que así será.

Preparación para el tratamiento

El primer objetivo es fortalecer al cuerpo nutriéndolo con comida sana y hecha en casa. Tendrás que dejar de fumar, evitarás el alcohol y el azúcar. Si eres consumidor de azúcar, utiliza estevia o miel de agave. Pero lo mejor es no ingerirla.

Tendrás que tomar agua en lugar de refrescos. Deberá ser un hábito que inicies ya y mantengas para el resto de tu vida porque, aparte de hidratarte correctamente, beneficiará al sistema inmunológico. Toma té verde en lugar de café, además de ser un gran antioxidante, ayuda a controlar a las células cancerosas.

Come frutas y verduras, aumentar su consumo ayudará al cuerpo a nutrirse apropiadamente y a mantenerte más fuerte durante los tratamientos.

Practica treinta minutos de ejercicio aeróbico, hará que tu sistema inmunológico se conserve en óptimas condiciones, que las medicinas recorran el organismo y sean eliminadas con rapidez.

III
Segundo paso: el tratamiento

El tratamiento duró casi cinco meses continuos, me aplicaban una quimioterapia semanal y una sesión de radiación diariamente. Cuando estaba a la mitad, me di cuenta a lo que el doctor se refería cuando me decía que «había que darle con todo». Bajé 23 kilos, ya que en el proceso de radiación se afectó el esófago y no podía deglutir sin que me diera un dolor muy fuerte.

A causa de la radiación tenía la carne viva en el pecho y espalda. En la segunda mitad del tratamiento y debido a la severidad del mismo, ingresé en siete ocasiones a la sala de emergencias del hospital.

Carlos H. / 56 años
Cáncer pulmonar. Etapa III

Los tratamientos convencionales del cáncer

Cirugía, radiación, quimioterapia, terapia hormonal y terapia biológica, son los principales tratamientos utilizados por la medicina moderna. La cirugía y la radiación son terapias que se enfocan al tumor y su ubicación, mientras que la quimioterapia, la terapia hormonal y la terapia biológica, son tratamientos sistémicos, que viajan a través del sistema sanguíneo a todo el cuerpo atacando las células cancerosas.

Para la mayoría de los cánceres una combinación de estos tratamientos es lo que usualmente se utiliza.

Tu oncólogo es el médico que determinará qué tipo de tratamiento es el adecuado para ti, así como su respectivo orden de aplicación. Esto dependerá del tipo de cáncer que tengas, la etapa en la que se encuentre y tu estado general de salud. De acuerdo a tu situación la meta será la de curar la enfermedad, controlar el crecimiento del tumor o, simplemente, quitar el dolor. A este último se le denomina *tratamiento paliativo*.

Terapia de radiación

Esta terapia trata a la enfermedad con ondas o partículas de alta energía. Al pasarlas por el cuerpo rompen las células en su camino, destruyendo las cancerosas o disminuyendo el tumor. Las células sanas también son afectadas por la radiación; sin embargo, están mejor preparadas para reponerse que las células cancerosas.

La terapia de radiación es cuidadosamente programada para que la dosis sea la correcta y se enfoque en el área del tumor, minimizando así el daño colateral. Comúnmente se da por un haz externo y es dirigido por un acelerador lineal a una parte del cuerpo. Antes de iniciarla será simulada una sesión para programar el proceso.

Te acostarán en una mesa para dirigir el haz y, posiblemente, utilicen unos accesorios para inmovilizarte. También te harán un tatuaje del tamaño de una punta de lápiz, para marcar las coordenadas del cuerpo y así poder posicionar la radiación en el mismo lugar durante todas las sesiones. Se tomarán imágenes del área a ser tratada y, dependiendo de lo planeado por los médicos, podrán ser Rayos X, IRM, o TEP. (Ver Imagenología).

El radiólogo y el oncólogo, decidirán cuántas sesiones se harán, en qué ángulos y a qué potencia. Una vez que la estrategia ha sido definida y que el oncólogo ha determinado que la potencia de la radiación no afectará órganos contiguos o que el efecto será mínimo, se programan los tratamientos.

Los tratamientos son diarios durante cinco días a la semana, y duran entre dos a ocho semanas. Las sesiones son normalmente de 15 a 30 minutos y no sentirás ningún dolor. Cualquier efecto secundario, como enrojecimiento de la piel, se lo deberás informar al radiólogo y al oncólogo, para que te ayuden a aliviarlo.

La radiación también puede ser administrada con un tratamiento interno. A este tipo de tratamiento se le denomina *branquiterapia*, es una fuente de radiación en forma de semilla, listón o tubo que es posicionado dentro del cuerpo. Dependiendo del tipo de fuente utilizada puede mantenerse dentro de ti durante unos minutos y hasta varios días.

Otras formas de radiación son aquellas donde la sustancia radioactiva se toma o es inyectada en la vena. Esta sustancia viaja a través del sistema circulatorio al lugar donde se localiza el tumor y emite la radiación hasta que el cuerpo lo elimina. En algunos casos, cuando se opta por esta vía, es necesario ingresar al hospital y, en otros, los pacientes son aislados para no contaminar a los demás enfermos.

Quimioterapia

Cuando salí de la operación el cirujano me informó que era muy probable que el tumor no volviera a aparecer. Desgraciadamente, después de otro sinfín de estudios, encontraron que el cáncer se había diseminado al sistema linfático. Me recomendaron con otro especialista y, después de que me realizaron unas tomografías con medio de contraste, éste me informó que la metástasis había llegado a los ganglios retroperitoneales.

Así que pedí una segunda opinión y, por desgracia coincidió con la del primer doctor. Había una alta probabilidad de que tendrían que operar para removerlos después de tres ciclos de quimioterapia. Una vez terminadas, duraron casi cuatro meses, me hice otros exámenes, y para la sorpresa de todos, el cáncer ya no aparecía en los ganglios. ¡La quimioterapia había funcionado! ¡Había erradicado el cáncer!

Javier R. / 30 años
Cáncer testicular. Etapa II

El tratamiento de quimioterapia es un procedimiento donde se utilizan químicos para destruir las células de cáncer. Este procedimiento también daña células saludables, especialmente aquellas que se encuentran en la pared bucal, la médula ósea, el tubo gastrointestinal y el folículo piloso. Es por esto que existen efectos colaterales al tratamiento, los cuales analizaremos más adelante. Las células cancerosas no pueden sobrevivir a estos químicos, simplemente se mueren, mientras que las células saludables afectadas pueden renovarse y regresar a su actividad normal.

En los últimos años se han detectado más de 200 tipos de cáncer y 50 tipos de químicos para la quimioterapia. La decisión del tipo de droga que se utilizará la tomará tu oncólogo y dependerá del tipo de cáncer que padeces y del grado de avance en el que se encuentra. Muchas veces, para hacer más efectivo el tratamiento, se emplea una combinación de estos químicos.

El tratamiento de quimioterapia se prescribe para curar el cáncer, controlar la enfermedad o para ayudar con los síntomas. Si se aplica antes de la cirugía, se le denomina *quimioterapia neoadyuvante* y se administra con el propósito de reducir el tumor, también se puede combinar con la radiación.

El tratamiento de *quimioterapia adyuvante* se administra después de la cirugía si se sospecha que algunas de las células podrían haberse quedado en el lugar después de sacar el tumor.

Usualmente, la quimioterapia se aplica por el método intravenoso; sin embargo, también se puede administrar a través de inyecciones subcutáneas o intramusculares u oralmente. Cuando se administra por vía intravenosa dura unos pocos minutos el paso del medicamento, también se puede gotear en la vena durante varias horas. Con algunos pacientes, se utiliza un infusor durante varios días. También se puede optar por aplicarla con una inyección en el fluido cerebroespinal, en una cavidad como la vejiga o en el abdomen. En algunos casos de cáncer de piel se emplea una crema de uso tópico.

Cada día se utiliza más y más la quimio oral, que puede ser en forma de tableta, cápsula o líquida. En estos casos, debes ser muy estricto en las fechas y en los horarios que tendrás que suministrarlos, dado que este ritmo garantiza que el medicamento se encuentre en el cuerpo en las cantidades que mejor atacan al tumor y a las células cancerosas.

Los ciclos de la quimioterapia pueden ser diarios, semanales, cada dos o tres semanas o mensuales. Son seguidos por un periodo de descanso que le permite al cuerpo recuperarse y a las células sanas crecer. Se pueden repetir hasta seis veces y hay casos en que duran un año.

Periódicamente, durante el tratamiento, tu doctor solicitará estudios para conocer el avance y saber cómo está respondiendo el tumor. Ordenará TEP o IRM, entre otros.

Antes de entrar a un nuevo ciclo, se harán pruebas de sangre para comprobar la efectividad de la quimioterapia y la repercusión de ésta en tu cuerpo, así se aseguran de que los conteos de glóbulos rojos y hemoglobina no estén muy bajos o te estés debilitando al grado de que ya no puedes seguir.

Dispositivos de accesos vasculares

Con frecuencia, los tratamientos de quimio exigen que las enfermeras saquen sangre de las venas o administren el medicamento por esa vía. Este procedimiento solía hacerse insertando una aguja metálica o de plástico en la vena de la mano o del brazo cada vez que se necesitara. Sin embargo, no todos los pacientes cuentan con «buenas venas» (resistentes y visibles) para estar pinchando recurrentemente y, en algunos casos, el medicamento empleado terminaba por irritar el conducto y convertirse en un factor de estrés adicional.

Afortunadamente para este procedimiento, ya se han desarrollado dispositivos de acceso vascular, llamados catéter, que se ubican bajo la piel y se conectan a una de las venas mayores del cuerpo ubicada en el pecho que va directo al corazón. Éste se puede dejar puesto durante meses o años, hasta que ya no se necesite. Son puertos implantables del tamaño de una moneda de dos pesos, que se ponen debajo de la piel y para tener acceso se necesita de una aguja especial que está conectada a un tubo por el que fluye la medicina del tratamiento.

Usualmente el medicamento empleado está en una bolsa de plástico colgada de un árbol metálico, como en el que se coloca el suero, que utiliza la gravedad para que el líquido gotee a la velocidad requerida.

El catéter, si bien no requiere cuidados especiales, si es necesario que se limpie cada mes con una inyección que contenga líquido anticoagulante para evitar su bloqueo. En mi caso, este dispositivo me quitó mucha ansiedad, ya que no tenía que ir al consultorio para recibir tratamiento.

Existe también un catéter externo, que normalmente se ubica en el brazo o a un lado de la clavícula; y que es igual de efectivo pero que necesita un poco más de mantenimiento y debe ser cubierto con gasa para evitar que se infecte.

> **Consejo:** *Nunca fui muy valiente para las inyecciones e inserciones de agujas hasta que descubrí una crema «mágica» que me quitaba la ansiedad y el dolor llamada Emla*. Me la aplicaba en la zona en la que iban a poner la inyección una hora y media antes de acudir al médico. Y era una maravilla porque anestesiaba la parte en cuestión. Actualmente viene en prácticos parches, no necesita gasa para cubrirla y no ensucia la ropa.*

*6

---

6. Se utiliza como anestésico local para inyecciones y vacunas. Laboratorios AstraZeneca.

Terapia hormonal

La terapia hormonal se usa en dos sentidos: con medicamentos para bloquear la capacidad del cuerpo para producir hormonas o con medicamentos que interfieren en la forma cómo éstas se comportan en el cuerpo.

En las mujeres, **el estrógeno** y **la progesterona** pueden promover el crecimiento de algunos tipos de cánceres de seno cuyas células son susceptibles de alimentarse con las proteínas que estas hormonas contienen.

En los hombres, los *andrógenos* son las hormonas que se producen en sus testículos y en menor cantidad por las glándulas suprearrenales. **La testósterona** y **la hidrotestosterona** son los andrógenos más abundantes en los hombres y sumamente necesarios para el funcionamiento de la próstata.

La terapia hormonal para hombres y mujeres, utiliza medicamentos que hacen lento o detienen el crecimiento de tumores sensibles a las hormonas al bloquear la habilidad del cuerpo para producirlas.

Los efectos secundarios en hombres pueden incluir bochornos, desarrollo de mama, bajo deseo sexual, disfunción eréctil, aumento de peso y fatiga. Y en las mujeres se pueden presentar: bochornos, irritación o secreción vaginal, fatiga o cambios en la visión, entre otros.

Terapias biológicas

Las terapias biológicas, también llamadas bioterapias o inmunoterapias, incluyen una gran variedad de métodos para tratar el cáncer a través de la estimulación del sistema inmunológico.

Como ya mencioné con anterioridad, el sistema inmunológico sirve para defenderse de las células invasoras o anormales, incluyendo las del cáncer. El tratamiento biológico se basa en introducir sustancias inmunológicas creadas fuera del cuerpo para destruirlas o hacerlas más vulnerables.

Los tratamientos más conocidos que se utilizan actualmente son:

- **Anticuerpos monoclonales.** Estos anticuerpos son producidos para reconocer una proteína anormal específica en la superficie de la célula cancerosa, pueden ir directamente a la célula y atacarla. También pueden estar unidos a una quimioterapia o a un isótopo radiactivo y llevarlos al sitio del cáncer. De esta manera la quimioterapia o el isótopo radioactivo puede actuar en la célula cancerosa destruyéndola.

- **Citoquinas.** Son proteínas que se producen para destruir a las células cancerosas o para estimular el sistema inmunológico.

- **Vacunas.** Se preparan de células cancerosas modificadas e inactivadas que estimulan al sistema inmunológico para producir anticuerpos que destruyan a las células cancerosas en el cuerpo.

Cirugía

La cirugía no es una opción para todos, pues en muchos casos el solo tratamiento de quimioterapia y radiación es más que suficiente para reducir y aniquilar el tumor, en especial en las etapas primarias.

El 67% de los pacientes con cáncer tienen la opción de que se les realice una cirugía. En años pasados, la filosofía de la cirugía era extirpar todo el órgano afectado con el objetivo que de que ya no se reprodujeran más células cancerosas y que no se transmitieran a otras partes del cuerpo. Ahora que hay mejores medicamentos y sistemas de radiación, solamente se ataca el área donde se ubica el tumor, dejando la parte sana del órgano intacta y el resto de las células afectadas se tratan con quimio y radiación.

En algunos casos, la cirugía también se combina con tratamientos biológicos para estimular el sistema inmunológico y que ataque a las células cancerosas que se quedan después de la cirugía. En mi caso, no recibí tratamiento biológico; sin embargo, sí traté de fortalecer mi sistema inmunológico con alimentación para estimularlo.

Muchas veces el cáncer está tan arraigado a un órgano, como en el hígado o en el cerebro, que una cirugía no es un camino viable. En estos casos un tratamiento de quimioterapia y radiación más agresiva es la ruta a seguir, pero, mientras estés en tratamiento, deberás mantener una buena alimentación con nutrientes sanos para fortalecer al sistema inmunológico que estará bajo ataque por los químicos y la radiación.

Otra de las razones por la cual ciertos tumores no son operables, es porque el tumor está encapsulado y, si se perfora la membrana que lo encapsula puede dar salida a las células cancerosas y se corre el peligro de que se distribuyan a otras partes del organismo.

La decisión de la cirugía se toma en conjunto con el oncólogo y el cirujano, ambos analizan los estudios de imagen y la biopsia del tumor. Muchas veces se consulta a los especialistas de la zona donde se encuentra el tumor para que den su opinión. Pueden ser neumólogos, si el tumor está en los pulmones; neurólogos, si la parte afectada es el cerebro; gastroenterólogo, si lo que dañó fue el esófago, el estómago, el colon, etc.

> **Consejo:** *Antes de entrar a los tratamientos o a la cirugía es necesario acudir al odontólogo para que la dentadura y las encías se encuentran en óptimas condiciones. Si no lo están, comprometen al sistema inmunológico y se irán deteriorando durante los tratamientos y la cirugía. Habrá días que no va a ser posible cepillarse los dientes con toda conciencia y eficacia, pues los pacientes no se sienten con la energía necesaria para hacerse una limpieza adecuada. Las aftas también afectan y no les permiten hacer una limpieza a fondo comprometiendo fuertemente la higiene bucal.*

Efectos secundarios a los tratamientos de quimioterapia y radiación

Los efectos secundarios son aquellos que se suscitan en el paciente durante el tratamiento y que no son parte del objetivo general; sin embargo, aparecen dado los efectos primarios de los medicamentos. Dependen del tipo de quimioterapia que se utilice y su duración, y obviamente, varían entre paciente y paciente.

La mayoría de los efectos secundarios son temporales y desaparecen al momento en que termina el tratamiento. Por fortuna hay medicinas y terapias complementarias que ayudan a aliviar los efectos más severos.

Aunque los médicos hagan todo lo posible para prescribir medicamentos que sean los más adecuados para tratar los diferentes tipos de cáncer, invariablemente causarán reacciones secundarias que hay que conocer para poder enfrentarlas.

La causa principal de estos efectos es que la radiación y la quimioterapia son tratamientos enfocados a matar las células cancerosas las cuales se dividen sin ningún control. No obstante, estos rayos y químicos al mismo tiempo matan las células «normales» causando una variedad de síntomas secundarios. Algunos de estos efectos ocurren durante los tratamientos y otros posteriormente, pero, generalmente, desaparecen después de un tiempo de haber terminado el tratamiento.

Los efectos más comunes son los siguientes:

Caída de pelo

Sucede porque la quimioterapia ataca las células que más rápido se reproducen en el cuerpo, pero no puede diferenciar entre las cancerosas y las sanas, como lo son los folículos capilares. Por lo mismo se pierde pelo de todo el cuerpo. También depende de la droga que se esté administrando. Debes preguntarle al oncólogo si la droga que prescribió dará este resultado para que estés preparado.

Usualmente, la pérdida de pelo comienza entre los primeros siete a 21 días, y se regenera al terminar el tratamiento. En ciertos casos aparecerá con un color y textura diferente al original.

¿Cómo lidiar con la pérdida de pelo?

- Considera cortarte el pelo muy corto, y una vez que comience a caerse, rasúrate la cabeza.
- Usa champús y cepillos suaves.
- No utilices secadora.
- Mantén tu cuero cabelludo limpio y humectado para prevenir problemas en la piel.
- Protégete del sol con sombreros, mascadas o pelucas.

Fatiga

Este es el efecto más común y es tratable pero, la mayoría de los pacientes no lo reportan a sus médicos. El cansancio tiene un impacto importante en tu calidad de vida, así como en tus síntomas físicos.

Si tienes cáncer, el estrés te puede causar fatiga. Entre sus causas están:

- Una cirugía agresiva, la quimioterapia y la radiación.
- Falta de sueño.
- Estrés emocional.
- Enfermedades preexistentes como la diabetes, problemas de tiroides, enfermedades cardiacas o artritis reumatoide.

Para contrarrestar la fatiga, estos son algunos consejos sencillos para aumentar tu energía:

- Haz ejercicio regularmente, una caminata de 30 minutos es lo mejor, de preferencia no por la noche.
- Limita tu tiempo de siesta a 30 minutos.
- No tomes alcohol, cafeína, nicotina ni chocolate.

- Apaga la televisión una hora antes de dormir.
- Mantén una rutina, aun los fines de semana.
- No veas televisión o leas en la recámara.
- Mantén un diario a lado de la cama y apunta lo que tienes que hacer al día siguiente.

Náusea

Es otro de los efectos más usuales. Avísale a tu doctor cuando la padezcas dado que hay medicamentos que la previenen. A veces, puede estar acompañada de vómito, lo que afecta la alimentación. Si persiste, no dudes en llamar al médico, ya que es posible que te estés deshidratando.

Durante la quimioterapia y la radiación, el cuerpo reacciona causando la pérdida del olfato y del gusto, tendrás momentos en los que la comida no te sabrá igual que antes y, aunque intentes condimentarla, seguirá sin gustarte. Buscarás sabores que te satisfagan y muchas veces no los encontrarás. Es importante que mantengas tu dieta preestablecida, a pesar de que no te sepa muy bien, pues es de absoluta importancia que no pierdas peso y que te nutras correctamente para que tu cuerpo se reponga del *shock* al que lo estás exponiendo.

Deshidratación

Es otro de los efectos de la náusea y vómito, pues muchas veces preferirás irte a la cama o al sofá sin beber ningún líquido. Es importante que no lo hagas, bebe agua para poder mantener a tu cuerpo funcionando. Podrás darte cuenta de tu nivel de deshidratación cuando orines, el color claro y transparente es el tono deseado, en lugar del amarillo o naranja que es el tono de la deshidratación.

No puedo dejar de mencionar la importancia que la hidratación del cuerpo tiene para tu pronta recuperación. Para empezar, es el único modo en que podrá eliminar todas las toxinas que le han estado inyectando, así como las que el hígado y los riñones han estado filtrando durante el tratamiento.

Dolor

Siempre ha sido considerado un efecto del cáncer; sin embargo, en nuestros tiempos puede ser tratado de una manera muy exitosa.

Aliviar el dolor es un factor muy importante, porque no solo afecta la incomodidad del cuerpo, también afecta la psique y el estado emocional del paciente. Un enfermo de cáncer con dolor mal controlado, no tendrá el espíritu para combatir esta enfermedad mentalmente, ni tampoco el estímulo para seguir peleando hacia la recuperación. Uno de los mejores consejos que mi **líder médico** me dio antes de iniciar todo mi tratamiento fue el de visitar a un algólogo, especialista en dolor. En mi caso, como no tenía ninguna molestia, ni tampoco manifestación del cáncer, mi doctor me informó que las molestias serían causadas por la cirugía y no por el cáncer en sí. En muchos otros pacientes las molestias ya existen y esa es la razón por la cual visitan al médico.

Aunque no a todos se les manifiesta el dolor por el cáncer, si un tumor crece e invade o presiona otro órgano en el cuerpo o nervio, el dolor aparecerá. A unos les preocupará tomar medicamentos para el dolor y otros sentirán que no controlarlo es una señal de debilidad y que, para combatir el cáncer, hay que mantenerse fuerte. Nada más lejos de la verdad: controlar el dolor y erradicarlo es primordial para poder ganarle la batalla a esta enfermedad, ya que la mente debe estar enfocada solo en esta tarea.

Un dolor crónico debilita el cuerpo, pues afecta los niveles de energía, el apetito, la habilidad de dormir y la voluntad de estar acompañado. Mantén informado al algólogo de tus niveles de dolor. Es importante que esté enterado de todos los procedimientos de tu tratamiento.

Uno de los mitos de las medicinas contra el dolor es que si las tomas para molestias menores ya no servirán cuando sean mayores. Siempre es mejor atacarlo en sus etapas tempranas o en su inicio, dado que de esta manera se estarán combatiendo las vías nerviosas que llevan los mensajes de dolor al cerebro en el momento en que comienzan. Si nos tardamos y dejamos que aumente, estas vías se volverán más transitadas por estímulos y serán más difícil de disminuir una vez que se hayan instalado.

El algólogo comenzará un tratamiento para el dolor aunque no haya ninguno, simplemente es para que, en el momento en que aparezca, no haya manifestación de él en el cerebro. Esto es una realidad para cualquier dolor, no nada más para el cáncer.

Síntomas de la gripa

Pueden suscitarse estos síntomas ya sea por el tratamiento o por una infección. Es importante entender que las infecciones son muy comunes durante el tratamiento, dado que el sistema inmunológico está comprometido y no tiene la fuerza necesaria de reaccionar como cuando se está sano. Mi recomendación es tomar precauciones excesivas para no contaminarse de bacterias o virus que se presenten en el medioambiente.

Las precauciones son las normales, las que se llevan a cabo en lugares que han padecido epidemias: no saludar de mano o beso, limpiar con toallas desinfectantes teléfonos, computadoras o cualquier otra superficie que pueda estar contaminada, evitar lugares públicos y, cuando se haga la visita al hospital o clínica para realizar el tratamiento, llevar un tapaboca.

Una infección durante el tratamiento de cáncer es una situación muy desagradable, pues además de que el enfermo está batallando contra los otros síntomas secundarios, la incomodidad de una infección solo se suma al malestar del paciente.

Ya tu doctor determinará si los síntomas de gripe como fiebre, mucosa en la nariz, cuerpo cortado (mialgia) y fatiga, son causa del tratamiento o de una infección.

Es importante hablar con el oncólogo antes del tratamiento para determinar si los medicamentos que se van a utilizar para la quimioterapia causan fiebre tumoral (síntomas de gripa) con el objetivo de que se traten antes de que aparezcan y puedas enfocarte mentalmente a combatir tu cáncer.

Prurito (comezón en la piel)

Puede aparecer en un solo lugar o en todo el cuerpo. Surge por varias causas, lo más común es que se presente en la zona en donde se enfoca la radiación.

Algunas medicinas de la quimioterapia producen comezón en todo el cuerpo, pero también podría tratarse de una reacción alérgica al medicamento. Es importante reportar estos síntomas al doctor, dado que si hay un rascado excesivo se puede romper la piel y aparecer una infección. Recuerda que nuestro sistema inmunológico está comprometido y no queremos infecciones en nuestro organismo. Mantente hidratado, báñate con agua tibia, usa jabones sin perfume e hidrata tu piel con cremas recomendadas por tu médico.

Aftas bucales

Las mucosas de la boca y esófago son muy sensibles a los tratamientos de quimioterapia y de radiación en el cuello y cabeza. Al morirse provocan resequedad en la boca y garganta, lo cual desarrolla aftas que son sumamente molestas a la hora de comer porque duelen mucho cuando uno traga. Hay que hablar con el oncólogo para ver si los medicamentos que se van a utilizar afectan estas zonas y, de ser así, saber cómo prevenirlas.

Una regla básica es la de mantener la boca limpia e hidratada en todo momento. Hay que lavarse los dientes de tres a cuatro veces al día con un cepillo suave, utilizar un enjuague bucal ligero y tomar muchos líquidos, ya que ayudan a prevenir las lesiones que se encuentran dentro de la boca y garganta.

La importancia de tratar este síntoma radica en que muchos pacientes dejan de comer por lo incómodo que resulta. No comer es dañino para el tratamiento y para la rápida recuperación, porque el organismo tiene que recibir los nutrientes necesarios para recobrarse de cada ataque de quimioterapia y radiación. Se puede recurrir a alimentos líquidos que contengan todos los nutrientes integrados, incluso se pueden adquirir en las farmacias, consulta a tu oncólogo para saber cuál es la mejor forma de mantenerte alimentado. Evita la comida caliente, ácida y astringente o que cause resequedad en la pared bucal y, de ninguna manera, tomes alcohol ni tampoco fumes.

En la medicina alternativa se utiliza el aceite de coco, para hacer buches durante algunos minutos. Esto elimina las bacterias que se acumularon en la noche y ayuda a lubricar las heridas bucales.

Cosquilleo

En las manos y en los pies, el término médico de «neuropatía periférica» significa daño a los nervios periféricos del cuerpo que son los que están fuera del cerebro y médula espinal, o sea, la red nerviosa que se ramifica por todo el cuerpo.

Hay tres tipos de nervios periféricos:

1. *Sensoriales* nos dan la posibilidad de sentir la temperatura (calor y frío), dolor y tacto.
2. *Motores* son los responsables del movimiento voluntario.
3. *Autónomos* son los movimientos involuntarios tales como la respiración, la digestión, etc.

Los síntomas de la neuropatía periférica incluyen adormecimiento y hormigueo, quemazón de manos y pies, dificultad para realizar tareas manuales, debilidad muscular y reducción de la escucha. Son efectos secundarios muy difíciles de tratar, por lo tanto, tu doctor deberá estar informado de cuándo aparezcan para que diseñe la estrategia para disminuir los efectos.

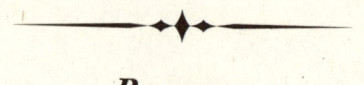

Resumen

El tratamiento

Los tratamientos convencionales incluyen:

- **Terapia de radiación**. Éste es un tratamiento de ondas o partículas de alta energía que destruyen las células, incluyendo las cancerosas. Normalmente se utiliza un haz externo dirigido a la zona afectada. Otro método es la **branquiterapia**, en el cual se introduce una semilla radioactiva en el cuerpo, por lo común en el tumor o cerca de él. Otros tipos de terapias que han tomado auge son la oral y por inyección, en las cuales una sustancia radioactiva es introducida en el cuerpo.

- **Quimioterapia**. Este tratamiento utiliza fármacos para destruir las células cancerosas, aunque también afecta a las saludables del cuerpo. El oncólogo debe decidir qué tipo de medicamento se usará en tu caso y también cómo se va administrar. Usualmente se aplica por vía intravenosa. También se puede administrar por vía oral.

    Los ciclos del tratamiento pueden ser diario, semanal o mensual. Para personas con venas difíciles de ubicar o de alta sensibilidad, existe la posibilidad de que el médico ordene el implante de un acceso vascular (catéter), el cual consiste en un puerto interno o externo, para facilitar la administración de los químicos directamente a una vena mayor del cuerpo.

- **Terapia hormonal**. En algunos casos de cáncer de próstata y de mama, las células malignas son estimuladas por hormonas de nuestro propio organismo. Su objetivo es controlar la producción de testosterona (en hombres) o estrógeno (en mujeres), para que no sigan estimulando al cáncer en su crecimiento.

- **Terapias biológicas**. Esta terapia, también denominada bioterapia o inmunoterapia, tiene como objetivo estimular el sistema inmunológico para que reaccione y ataque a las células cancerosas.

- **Cirugía**. Esta opción no es para todos, pues en muchos casos con los tratamientos de quimioterapia y radiación es suficiente para aniquilar el tumor. Solo el 67% de los pacientes de cáncer tomarán la opción conjuntamente con su médico.

Efectos secundarios a los tratamientos de quimioterapia y radiación

Durante el tratamiento de quimioterapia y de radiación se producen efectos secundarios en el cuerpo ya que, como se ha visto, también dañan a las células saludables por lo que afectan al cuerpo de diversas formas.

- **Caída del pelo.** La quimioterapia afecta principalmente a las células de rápido crecimiento como las de la mucosa o el folículo piloso. La caída puede comenzar a los siete días después de iniciado el tratamiento o hasta los 21 días, depende de la intensidad del fármaco. Lamentablemente no hay nada que hacer al respecto, solo saber que tan pronto termine el tratamiento empezará su crecimiento normal

- **Fatiga.** Este es uno de los efectos más comunes. La causa no es solo por el tratamiento, sino también por el estrés, la falta de sueño y las enfermedades preexistentes como la diabetes, la artritis reumatoide o las enfermedades cardiacas. Para contrarrestar este efecto se recomienda hacer ejercicio, evitar la cafeína, el alcohol, la nicotina y el chocolate. Hay que tratar de tener un ritmo de vida rutinario y constante.

- **Náusea.** Éste es otro de los efectos secundarios usuales. Hay que mantener informado al médico cuando empiece a ocurrir ya que si no se ataca con rapidez puede afectar la alimentación y, en casos extremos, la nutrición y la hidratación del cuerpo, causando consecuencias más serias.

- **Dolor.** Este efecto secundario debe ser manejado inmediatamente con el médico. Con los avances actuales en fármacos no tienes por qué sentir la menor molestia. En mi opinión, éste es uno de los efectos secundarios más importantes de controlar, dado que un paciente sin dolor puede enfrentarse a la pelea cotidiana contra el cáncer, ya sea física o mentalmente. Si es necesario visita a un algólogo (médico del dolor).

- **Síntomas de gripa.** Dado que el sistema inmunológico se compromete, es importante informarle a tu médico de inmediato si se presentan, porque él deberá determinar si los síntomas son por los fármacos o por una infección. Tendrás que evitar todo contacto con personas infectadas y mantener una higiene de manos constante.

- **Prurito o comezón en la piel.** Hay que prevenir esta molestia que puede aparecer por causas de la radiación. Es importante evitar rascarse porque se puede contraer una infección y crear un problema mayor. Esta molestia se controla con medicamentos y cremas de uso tópico. Debes informar al médico de inmediato y él determinará si es causado por alergia o por los medicamentos, en cuyo caso, tendrá que tomar decisiones más radicales como suspenderlos o cambiarlos por otro.

- **Aftas bucales.** Las células mucosas en la pared de la boca y del esófago son sumamente sensibles a los tratamientos de quimioterapia y radiación de la cabeza y el cuello. La boca se sentirá seca y las aftas serán una molestia que no te permitirá masticar bien y tragar los alimentos, por lo cual muchos pacientes prefieren evitar el consumo de alimentos sólidos; no es nada recomendable. Es importante, en todo momento, mantener la boca hidratada con mucha agua, evitar las comidas y las bebidas muy calientes, condimentadas, ácidas o astringentes.

- **Cosquilleo en manos y pies.** A esta molestia se le denomina neuropatía periférica y no hay mucho que hacer si ésta aparece; sin embargo, es de vital importancia mantener al médico informado todo el tiempo por si fuera necesario cambiar la estrategia de los medicamentos y/o tratamiento para reducir los efectos.

———◆◆———

IV
Tercer paso: recuperación y cambio de alimentación

Durante los días que tenía que quedarme en cama, me puse a investigar qué iba a hacer después del tratamiento, ya que muy pocos doctores te dan consejos al respecto, así que comencé a estudiar sobre un tratamiento de alcalinos y nutrición. Mejoré mi alimentación, la cual ya era buena, pues estaba convencido de que me iba a salvar. Entré a una rutina de consumir jugo de frutas y verduras, todo natural. Dejé el azúcar y la carne roja, por completo. Todas las mañanas, antes de desayunar, me tomaba un vaso de agua con un poco de bicarbonato y jugo de limón. Y durante la mañana bebía agua de guanábana.

Javier R. / 30 años
Cáncer testicular. Etapa II

Mi alimentación ha cambiado, todos los días tomo un vaso de agua alcalina con base de limón, bicarbonato y miel. Ya no como carne roja e ingiero muy pocos lácteos. Aunque no es una dieta estricta, es simplemente un régimen saludable. Nunca comí azúcar, por lo cual no me fue difícil restringirla. Siempre he tratado de comer cosas naturales y endulzar los alimentos con miel, estevia o jarabe de agave. En general, puedo decir que llevo una dieta balanceada. Ahora hago más ejercicio, cero alcohol, y esto no lo hago solamente por el cáncer, también por una mejor condición de vida.

Lilian F. / 53 años
Cáncer de mama. Etapa II

Durante el tratamiento es importante mantener una buena alimentación porque uno de los peligros a que se enfrenta el paciente es a bajar de peso cuando el sistema inmunológico pierde la capacidad de combatir toda posible infección que se presente.

Los pacientes deben comer casi igual a como lo hacían antes de que iniciará el tratamiento porque conforme pasa el tiempo es cada día más difícil alimentarse cuando se presenta la fatiga, la náusea o incluso por la falta de apetito que provocan ciertos medicamentos.

Mientras se está llevando el tratamiento es muy difícil iniciar un nuevo régimen alimenticio con las recomendaciones que aquí expongo, pero podrán ponerse en práctica cuando haya terminado y el paciente se encuentre en recuperación.

Se ha hablado mucho de acompañar los tratamientos de quimioterapia y radiación con una dosis de vitaminas C y K, y de suplementos alimenticios para ayudar a su eficacia. El problema al que se enfrenta el paciente actualmente es que hay mucha información y estudios que respaldan su ingesta; sin embargo, pocos oncólogos lo recomiendan.

Hay dos razones muy entendibles: la primera es que dada la complejidad de los químicos utilizados en la quimioterapia y la diversidad de resultados que pueden provocar en los pacientes, los médicos prefieren no aumentar las variables de resultados e ir controlando el tratamiento paso a paso; la segunda, es que pocos oncólogos y especialistas tienen la oportunidad de estudiar nutrición en su carrera dadas las exigencias de su profesión. En caso de implementar la ingesta de estas vitaminas y suplementos, debe ser supervisada por el médico tratante.

El tema de la nutrición y de allegarse de expertos nutriólogos durante un proceso de combate al cáncer o de recuperación de éste ha sido relegado a ser únicamente atendido con asesores en el campo de la alimentación para mantener a los pacientes bien «funcionales y nutridos».

Aunque suene un poco irónico, una de las ventajas de haber pasado por los tratamientos de quimioterapia y radiación, es que dentro de los efectos secundarios se pierde la sensibilidad a los sabores por lo que los alimentos que antes nos gustaban y deleitaban pierden su atractivo. ¡Claro, es mi punto de vista! Y fue lo que ocurrió en mi caso. Sin embargo, esta falta de antojo sirve para analizar nuestros hábitos anteriores y modificarlos sin ningún problema pues empezamos nuestra alimentación con una página en blanco.

Aquí quiero detenerme en el hecho de eliminar el azúcar, el tabaco y el alcohol de nuestra vida. Estos productos se han vuelto tan comunes en la dieta diaria que muchas veces no sabemos que los estamos ingiriendo o respirando. El más difícil de detectar es el azúcar, ya que se presenta en diversas formas en los alimentos procesados que se adquieren en los supermercados.

Desde que inició la Food and Drug Administration (FDA) a cuestionar el uso de las **grasas trans** en los productos procesados, en 2006, la industria ha reducido la utilización de éstas un 86%[7] por ser dañinas. En 2015[8] se revisó la regulación y se le solicitó a la industria alimenticia que quitara los aceites parcialmente hidrolizados (proceso que hace que los aceites tengan una forma sólida) en todos los productos que serían elaborados en las fábricas de alimentos por lo próximos tres años, es decir, hasta 2018.

En México, desde el 2012, se inició la campaña contra las grasas trans, las normativas para estos ingredientes se publicaron en el Diario Oficial. Los fabricantes se vieron forzados a aumentar el contenido glicémico (azúcares) para mantener un sabor atractivo para el público. Entonces, los azúcares en forma de sirope de maíz, glucosa, maltosa, fructosa o cualquier otro aditivo con la terminación «osa» son utilizados como azúcares añadidos. En otros casos, aditivos edulcorantes como aspartame, sucralosa y sacarinas también son utilizados.

Este tema es confuso, dado que las etiquetas de estos productos son difíciles de interpretar la mayor parte de las veces: «Sin Azúcar», «Sin Calorías», «Dietético», «Azúcares Naturales», «Edulcorantes Naturales», etc.

---

7. FDA to cut Trans Fats from processed foods within three years/www.scientificamerican.com

8. *Idem*/www.fda.gov

La estevia se ha convertido en un ingrediente de moda, así como el jarabe de agave. Este último, sí es orgánico, su valor glicémico es muy bajo y mantiene un sabor dulce. La estevia también es de bajo valor glicémico pero dado que se concentra para hacerse polvo y empaquetarse en prácticos sobres, quiere decir que el producto ha sido procesado y la planta ha perdido todos sus valores fotoquímicos o se le han añadido otros ingredientes. La proporción de estevia *versus* otros ingredientes como el eritritol, otro edulcorante, es muy baja.

En conclusión: el azúcar es una droga y hay que controlarla. Si eres adicto, como lo fui yo, puedes iniciar tu periodo de abstinencia utilizando azúcares naturales como miel, fruta y jarabe de agave, yo sabía que mi cuerpo los tenía que procesar y digerir, y que ese curso tomaba tiempo. Así disminuí el shock insulínico al que expondría a mi cuerpo. Poco a poco los fui reduciendo, hasta casi dejar la miel y el jarabe de agave y solo comer frutas.

Otra de las ventajas que tengo desde que dejé los azúcares refinados es que mi gusto por la comida ha cambiado, ahora mi cuerpo me pide alimentos más frescos y naturales. He bajado mi consumo de proteínas animales y también he reducido los niveles de ansiedad por comer lo dulce y las harinas procesadas.

Cuando consumes menos azúcares las células cancerosas no se desarrollarán rápida y peligrosamente, recuerda: éstas se alimentan de glucosa. Quítales su alimento y comenzarán a morir muchas de ellas (apoptosis) o se debilitarán para que el sistema inmunológico haga su trabajo y las aniquile.

La sinergia de los nutrientes

En nuestros días hay una controversia: ¿las vitaminas y los minerales en píldoras son efectivos o no? La discusión radica en si las vitaminas sintetizadas son absorbidas por el cuerpo y si funcionan igual que si se ingieren en productos naturales. Por ejemplo: ¿da lo mismo tomar una cápsula de complejo vitamínico B o es mejor comer habas, nueces o pescados azules (sardinas o salmón)? ¿El cuerpo absorbe fácilmente los nutrientes comprimidos?

Si la respuesta fuera unánime, no estaríamos hablando de controversias. Desde luego que tu equipo médico determinará qué es lo mejor para ti. En mi caso se decidió que era mejor tener una dieta rica en la cantidad de nutrientes que mi cuerpo demandaba. Los alimentos naturales no solo te aportan vitaminas o minerales, también traen consigo otros nutrientes que se necesitan y que trabajan en conjunto para que el cuerpo los absorba más rápida y fácilmente. A esta acción se le denomina «sinergia de los nutrientes», es decir, mejor juntos que solos para potenciar sus beneficios nutritivos[9].

La producción de nutrientes independientes es fácil de sintetizar; sin embargo, estoy convencido, porque lo experimentó mi cuerpo, de que su presencia en los productos naturales nunca va a compararse dada la fuerza de las sinergias que crean con otros ingredientes en el producto natural.

Por supuesto que en ciertos casos será muy importante ayudar al cuerpo con un mineral o con una vitamina para fortalecerlo, pero siempre será mejor escoger al compuesto en su

---

9. Nutrition in a pill? Mayo Clinic/www.mayoclinic.org

forma natural y dejar que el equipo médico decida sobre los comprimidos.

Alimentos naturales

Siempre me ha provocado una sonrisa cuando veo en un supermercado un producto que ostenta ser natural y se encuentra en un *tetra pack*, en especial si se trata de frutas. Cualquier niño puede ver que no es una naranja o una uva, pero se autodenominan como «naturales».

¿Qué es un **producto procesado**? Cualquier alimento que se encuentre en un empaque, para poder empaquetarlo tuvo que ser procesado. Ya para que pueda estar ahí dentro en buen estado por varios meses o hasta años, se le han añadido ciertos ingredientes que le ayudarán a prolongar su vida y a que no caduque tan rápido. Algunos productores, aparte de ponerles conservadores, les agregan azúcar, sal, colorantes u otros ingredientes para que «aumenten» sus sabores y los hagan lucir más vistosos para que te gusten más.

Los alimentos deben ser naturales y sí, se echan a perder sino se consumen pronto. Es un proceso natural. Haz el siguiente experimento: compra un pan de caja y déjalo junto a un pan natural y ve cuál se descompone más rápido. Obviamente el natural, pues no tiene conservadores. Ahora ve cuánto tiempo se tarda el de caja en descomponerse. ¡Te sorprenderá! ¡Ni siquiera las bacterias se lo quieren comer!

Se nos ha olvidado la razón del porqué el ser humano come, se nos ha olvidado que nuestra alimentación no es para satisfacer nuestras papilas gustativas, sino para nutrirnos.

Ahora buscamos la comida por su sabor, costo y conveniencia. Ya no tenemos tiempo para preparar los alimentos en casa, indagamos cuáles son los precios más bajos para satisfacer nuestra necesidad de hambre, pero ni siquiera nos detenemos a analizar lo que estamos ingiriendo y proporcionando al cuerpo.

Este modo de vida se la está cobrando con nuestra salud, con un aumento casi epidémico de enfermedades crónicas como el cáncer, la diabetes, el Alzheimer, el Parkinson, la depresión, los problemas circulatorios y de corazón. En México cada año se añaden 190 mil nuevos casos de cáncer. Esta cifra ha aumentado un 67% en tres décadas[10].

Es increíble lo poco informados que estamos sobre nutrición y lo poco que nos preocupar el tema. Lo repito: comemos para satisfacer nuestra hambre, pero no para nutrir nuestro organismo.

Ahora tenemos una razón para aprender un poco más sobre nuestra alimentación: te han detectado cáncer, o alguien de tu familia lo padece, y eso debe ser un poderoso estimulante para comer sanamente.

Yo no creo en la radicalización de nuestras costumbres y modos de alimentación. Los cambios que debemos hacer tienen que ser por convicción y no por mandato. Entender un poco más sobre las necesidades de nutrientes que el cuerpo demanda, ayudará a comprender por qué recomiendo comenzar a comer con la cabeza en lugar de con el estómago.

Si entendemos que las comidas deben ser más sanas para ayudar al organismo, no solamente combatiremos todas las toxi-

---

10. Cáncer en México. Informe de la Secretaría de Salud 2015.

nas e infecciones sino también a las nuevas células cancerosas que se produzcan. Y, lo mejor de todo, nos sentiremos bien. Valoraremos más nuestra salud y no la daremos por un hecho. Estar bien en todos los sentidos es algo que se trabaja y requiere disciplina.

Empecemos a entender un poco sobre los nutrientes que el cuerpo requiere. A los que vienen de nuestra dieta, de lo que comemos, se les denomina **nutrientes exógenos,** como los minerales. Otros, los fabrica el organismo y se les llama **nutrientes endógenos,** como la vitamina D que se produce en la piel por los rayos solares. Otros más, los comemos y los creamos dentro del cuerpo, como la niacina que se fabrica del aminoácido triptófano. Algunos nutrientes se convierten en esenciales conforme avanzamos en edad, tales como el ácido lipoico o la coenzima Q, un antioxidante.

Los **macronutrientes** son aquellos que suministran la mayor parte de la energía metabólica al organismo. Los principales son glúcidos, proteínas y lípidos como:

- **Carbohidratos.** Se dividen en simples y complejos, dependiendo de sus valores glicémicos y su procesamiento. Por ejemplo, la harina blanca *versus* la integral.

- **Fibras.** Se dividen en solubles e insolubles. Son necesarias para el movimiento intestinal.

- **Grasas o lípidos.** Incluyen grasas benéficas como los aceites de pescado, de oliva, de canola, etcétera. Sin embargo, también existen las no benéficas, como la hidrogenada, saturada u oxidada, las cuales en exceso, pueden causar acumulación de colesterol malo (LDL) en las arterias. Un ejemplo de productos con estas grasas son la margarina, la mantequilla, los quesos grasos y los embutidos.

- **Proteínas**. Como carnes, pescado, aves, leguminosas (frijoles, habas, lentejas).

- **Agua**. Dos tercios de nuestro organismo está compuesto de agua. Es importante beberla constantemente para mantener un alto nivel de energía, de defensas y de limpieza interna. Hay que conservarse hidratado en todo momento.

Los micronutrientes son las vitaminas y los minerales que se encuentran en los alimentos que ingerimos y que el cuerpo necesita en menores cantidades para un buen funcionamiento del metabolismo, el sistema inmunológico, la producción de energía y el mantenimiento del sistema nervioso, muscular y óseo.

Vitaminas

En general, las vitaminas sirven para el metabolismo del cuerpo, para el buen funcionamiento del sistema inmunológico y para la buena digestión. Se dividen en solubles en agua y solubles en grasas. Las solubles en agua viajan libremente en el cuerpo y su exceso se elimina a través de los riñones, evitando que lleguen a niveles tóxicos, como podría pasar con las vitaminas solubles en grasas. Una dieta balanceada es suficiente para mantener óptimos niveles de las vitaminas.

Vitaminas solubles en agua

- **Vitamina B1 Tiamina.** Al ser parte de una enzima, ayuda al metabolismo del cuerpo, así como al buen funcionamiento de los nervios. Se encuentra en la carne de puerco, pan integral, cereales, legumbres y nueces.

- **Vitamina B2 Riboflavina.** ayuda al metabolismo de la energía, para tener una mejor visión y una piel saludable. Se encuentra en la leche, productos lácteos, vegetales verdes, pan, cereales integrales y extracto de levadura.

- **Vitamina B3 Niacina.** Ayuda al metabolismo a tener más energía. También es un elemento muy importante para los sistemas nervioso y digestivo. Favorece el control del colesterol y una piel saludable. Sus fuentes incluyen las carnes magras, los huevos y el pescado.

- **Vitamina B5 Ácido Pantoténico.** Es esencial para la energía del metabolismo. Se encuentra en casi todos los alimentos, en especial en la yema de huevo, brócoli, aguacate y papa.

- **Vitamina H o Vitamina B8.** Mejor conocida como biotina, es útil para la energía del metabolismo. Se encuentra en gran variedad de alimentos como huevos, pescado, nueces y plátano. También es producida por una bacteria que se localiza en nuestro intestino.

- **Vitamina B6 Piridoxina.** Es esencial para el metabolismo de la proteína y ayuda en la producción de glóbulos rojos. Se encuentra en la carne, pescado, aves, frutas y vegetales.

- **Ácido Fólico.** Es esencial para la manufactura del ADN y células nuevas, en particular glóbulos rojos. Se encuentra en legumbres, vegetales verdes, jugo de naranja e hígado.

- **Vitamina B_{12} Cobalamina.** Es esencial para la creación de células en el cuerpo, en especial glóbulos rojos y para el buen funcionamiento del sistema nervioso. Se encuentra en carne, aves, pescado, huevos, leche y productos lácteos. No se encuentra en alimentos vegetales, por esta razón los vegetarianos deben ingerir un suplemento de esta vitamina.

- **Vitamina C Ácido Ascórbico.** Primordialmente es un antioxidante, también es necesaria para el metabolismo de las proteínas y para mantener un sistema inmunológico saludable ya que ayuda a la absorción de hierro. Se encuentra en frutas y vegetales, en especial en cítricos; también en verduras de la familia de la col, pimientos, melones, fresas, jitomates, papas, lechuga, papaya, mangos y kiwis.

Vitaminas solubles en grasas

Las vitaminas solubles en grasas o liposolubles se almacenan en las células del cuerpo y no son desechadas tan fácilmente como las vitaminas solubles en agua. No necesitan ser consumidas a diario pero es muy importante mantener un balance en los alimentos para conservarlas en los niveles correctos.

- **Vitamina A** (y su precursor betacaroteno). Es esencial para la visión, para tener una piel saludable, para las membranas mucosas. Es esencial para la prevención de infecciones de las paredes mucosas, para el crecimiento de huesos y dientes, y para la salud del sistema inmunológico. Además, ayuda al buen funcionamiento de los órganos como el corazón, los pulmones y los riñones, entre otros.

    La vitamina A se encuentra en varios productos, así como en fuentes animales (retinol), en la leche fortificada, en quesos, crema, mantequilla, margarina fortificada, huevos e hígado. También como betacaroteno en fuentes vegetales como lechugas, zanahorias, calabaza y camote, así como en frutas de color naranja.

- **Vitamina D.** Es esencial para la absorción adecuada de magnesio, fosfato y calcio para los huesos. Se encuentra en la yema del huevo, en el hígado, en los pescados grasos, así como en productos fortificados como la mantequilla o margarina. La piel, al exponerse al sol, produce vitamina D, por lo que se le puede conocer como *la vitamina del sol*.

- **Vitamina E.** Es un importante antioxidante y protector de las paredes celulares. Se encuentra en aceites vegetales poliinsaturados como aceite de maíz y girasol; en lechugas como romanita, radicchio o achicoria, iceberg, escarola, rúcula y trocadero, entre otras. En cereales integrales, o sea, cereales cuya semilla es completa y no refinada como avena, trigo, maíz, centeno y cebada, entre otros. Las yemas de huevo también son una fuente de vitamina E, así como las nueces, almendras, cacahuates y avellanas.

- **Vitamina K.** Es esencial para una adecuada coagulación y para la formación de huesos. Se encuentra en lechugas, espinacas, vegetales de la familia de la col como brócolis, repollo, espárragos, así como en papas, jitomate y leche. También hay bacterias en el intestino que sintetizan esta vitamina como la *escherichia coli*, que se localiza en el intestino grueso.

Minerales

Los minerales son necesarios para la formación de huesos y dientes, la producción de energía y favorecen al buen funcionamiento del sistema inmunológico y nervioso, así como muscular.

A estos minerales se les denominan **esenciales** y se dividen en **principales** (macrominerales) y en **traza** (microminerales). Ambos son igualmente importantes; sin embargo, los traza se necesitan en menores cantidades.

Dentro de los macrominerales se encuentran:

- **El sodio.** Es necesario para el correcto balance de fluidos en el cuerpo, para el buen funcionamiento del sistema nervioso y el de los músculos. Se encuentra en la sal, la salsa de soya, los alimentos procesados y, en bajas cantidades, en leche, pan, vegetales y carnes sin procesar.

> **Nota:** *El alto consumo de sodio o el comer comidas saladas, crea problemas muy importantes para la salud.*

Las personas que están en alto riesgo son las mayores de 50 años, las que tienen presión alta y las que padecen diabetes.

El alto consumo de sodio afecta bastante al organismo dado que los riñones se someten a un gran esfuerzo para diluir el exceso en la sangre y también aumenta el líquido alrededor de las células y en la sangre. Un incremento de líquido en la sangre se traduce en un esfuerzo adicional al corazón y una presión arterial más alta. Después de un tiempo se complica porque las venas y las arterias se endurecen y provocan ataques cardiacos.

Hay evidencia de que el sodio también afecta a los huesos. La presión alta es la causa más importante de enfermedades cardiovasculares, de dos tercios de los infartos y de la mitad de las enfermedades cardiacas. La hipertensión provocó 800 mil muertes en el año 2015 en Latinoamérica y el Caribe, según la ONU[11].

- El **cloruro.** Es esencial para el balance de fluidos y para el ácido estomacal. Se encuentra en sal, salsa de soya, alimentos procesados y, en bajas cantidades, en leche, verduras y harinas.

---

11. News UN Org.

- El **potasio.** Es esencial para el balance de fluidos, el buen funcionamiento del sistema nervioso y el funcionamiento muscular. Se encuentra en carne, leche, frutas y verduras frescas, así como en legumbres y granos.

- El **calcio.** Es esencial para tener huesos y dientes saludables, ayuda a los músculos en su función y relajamiento, al buen funcionamiento del sistema nervioso, a la coagulación de la sangre, a regular la presión arterial y a tener un sistema inmunológico saludable.

- El **fósforo.** Es esencial para conservar la salud ósea y dental. Se localiza en todas las células y mantiene el correcto balance de ácidos en el cuerpo. Se encuentra en carnes, pescado, aves, huevos, y leche.

- El **magnesio.** Es esencial para la producción de proteínas, ayuda a la función muscular, al buen funcionamiento del sistema nervioso y a la salud del sistema inmunológico. Se localiza en los huesos, en las nueces y semillas, legumbres, hojas verdes, mariscos, chocolate y alcachofa.

- El **azufre.** Es un mineral esencial en la composición de glutatión, un antioxidante muy importante en el cuerpo para su desintoxicación. Se encuentra en la proteína de la carne, en especial de aves y de pescado, así como en huevos, leche, legumbres y nueces.

Dentro de los microminerales se encuentran:

- El **hierro.** Forma parte de la hemoglobina que se encuentra en los glóbulos rojos en la sangre y lleva el oxígeno a todo el cuerpo para el metabolismo de la energía. Se encuentra en vísceras, carne roja, pescado, aves y mariscos, en especial en la almeja. También en la yema de huevo, legumbres, frutas secas, lechugas de hojas verdes y cereales fortificados.

- El **zinc.** Es un compuesto de muchas enzimas que se necesitan para fabricar proteínas y material genético. Afecta nuestro sistema gustativo y es esencial para el desarrollo fetal, así como para la sanación de las heridas.

    Es importante en la producción de esperma, y en el crecimiento normal y maduración sexual. Es fundamental para mantener un sistema inmunológico saludable. Se encuentra en las semillas de calabaza y ajonjolí, en el chocolate, en el ajo, en el germen de trigo y en los garbanzos, así como en la carne de cordero y de res baja en grasa; en ostiones, cacahuates, espinacas y hongos.

- El **yodo.** Se localiza en la hormona de la tiroides, regula el crecimiento y desarrollo del cuerpo humano, así como su metabolismo. Se encuentra en mariscos, sal con yodo, pan y productos lácteos.

- El **selenio.** Es un antioxidante. Se encuentra en carnes, mariscos y granos.

- El **cobre.** Es parte de muchas enzimas, se necesita para procesar el hierro. Se encuentra en legumbres, nueces y semillas, granos integrales, vísceras y agua.

- El **fluoruro.** Es esencial en la formación ósea y dental. Además, ayuda a prevenir las caries. Se encuentra en el agua, pescados y la mayoría de los tés.

- El **cromo.** Trabaja con la insulina para regular el azúcar en la sangre. Se encuentra en el hígado, levadura de cerveza, granos integrales, nueces y quesos.

- El **molibdeno.** Es parte de algunas enzimas. Se encuentra en las legumbres, pan y granos, verduras de hoja verde, leche e hígado.

En este punto quiero señalar algo de suma importancia en cuanto al consumo de sodio y potasio, ya que tienen efectos opuestos en la salud cardiovascular. El consumo alto de sal (sodio) aumenta la presión arterial y conlleva a una enfermedad cardiaca; mientras, una dieta alta en potasio relaja los conductos sanguíneos y elimina el sodio, disminuyendo así la presión arterial.

Cada día nuestros cuerpos necesitan más potasio que sodio, pero la típica dieta occidental es exactamente lo opuesto. Más de la mitad de la sal que se consume en esta parte del mundo, se encuentra en los alimentos procesados. Por ello es importante reducir la ingesta de sodio e incrementar la de potasio, eso se logra comiendo más frutas y verduras.

Investigadores del American Institute for Cancer Research de Estados Unidos, han encontrado una relación entre el alto consumo de sodio y el cáncer de estómago; ya la catalogan como una causa probable.

Elementos dietéticos menores

Los elementos dietéticos menores son muy importantes, pero en menos cantidades que los minerales, tales como el **licopeno**, presente en los jitomates; la **alicina**, presente en los ajos; y el **sulforafano**, presente en el brócoli y la col. Normalmente son **fitoquímicos** y se obtienen de las plantas.

Alimentarse bien es muy fácil, lo difícil es cambiar nuestra actitud a nuestros alimentos y hábitos de siempre. Les recomiendo los siguientes parámetros para mejorar la alimentación en pacientes con cáncer:

- **Evita comer comida procesada y opta por ingredientes en su forma natural.** Cero productos enlatados, ahumados y embutidos.

- **Come de todo, pero las porciones deberán cambiar.** Se le ha dado mucha atención a las proteínas animales como la carne, el huevo, los lácteos y el pescado. Claro que es importante que se consuman estos como principal elemento en nuestro plato en cada comida, pero en nuestra condición, el hábito deberá cambiar. Ahora privilegiarás la ingesta de vegetales, legumbres y frutas; las proteínas animales, especialmente si no sabemos su procedencia, las dejaremos en un consumo mínimo y ocasional.

- **Come más veces y menos comida.** Significa que comer cinco veces al día va a ser mejor para el organismo, por lo tanto, las porciones deberán ser menores. Las proteínas se reservarán para una sola vez al día y el resto de las comidas se harán con frutas y verduras.

- **Aprende a comer inteligentemente, ingiere más nutrientes en menores porciones.** Esto se alcanza al escoger bien los alimentos y al seleccionar aquellos con mayor aporte de nutrientes.

- **Mantén una alimentación con proteínas, especialmente de origen vegetal.**

- **Usa suplementos en la dieta, nunca en lugar de la dieta.**

- **Lava bien las verduras y frutas, especialmente las que no se pelan.**

Los alimentos son una prioridad en la batalla contra el cáncer.

Los alimentos recomendados para combatir el cáncer

Existen múltiples libros nutricionales que pueden guiar a un enfermo de cáncer a tener una mejor dieta. Mi objetivo con éste, es simplificarles un poco la búsqueda y darle al enfermo de cáncer una guía práctica que pueda aplicar fácilmente y que sé que funciona porque yo soy el resultado.

La base del conocimiento que adquirí ha sido mi constante curiosidad por mejorar mi salud a través de medios naturales, sin despreciar la medicina moderna, y mi absoluta convicción de que somos lo que comemos.

Esta búsqueda me ha hecho leer múltiples exposiciones, pruebas, experimentos y libros sobre el tema para percatarme de que existe un mundo de información que normalmente no llega a la gente común como tú y yo; a menos de que nos sumerjamos en las profundidades de Internet, una gran bendición para los que somos curiosos ya que nos da un sinnúmero de estudios que ayudan a entender cuál es el procedimiento de la medicina alternativa y qué función tienen los alimentos en nuestros cuerpos.

No creo en productos milagro. Siempre he buscado la información de fuentes fidedignas: organismos de salud, universidades de prestigio y laboratorios especializados, así como de revistas o páginas web con alta reputación.

Una de las constantes que he hallado es que hay un grupo de alimentos y de complementos alimenticios que se repiten con frecuencia y son aceptados por ambas medicinas: la moderna y la alternativa. Estos han sido probados y científicamente comprobados como ayuda indispensable para una mejor alimentación, en especial para el paciente con cáncer.

Esta dieta se compone principalmente de verduras y legumbres, acompañadas de proteínas (carne, huevo o pescado). Nota que dije que el plato es de **verduras y legumbres acompañadas con carne, huevo o pescado.** No al revés.

Ya mencioné que ha sido costumbre que el alimento principal en nuestra dieta sea la carne o el pescado y que como guarnición tenga algunas verduras en proporciones mínimas, que incluso, muchas veces, se utilizan solo como decoración.

Tenemos que cambiar esta costumbre y ver a las verduras como nuestras mejores aliadas. Los alimentos que más recomiendo son los siguientes por su alta aportación de ingredientes para combatir el cáncer:

Té verde.

Si alguien me preguntara qué ingrediente sería el primero en mi tratamiento contra el cáncer, le respondería: el té verde. Esta bebida, originaria de China, viene de la planta *camellia sinensis,* de la cual hay diversos tipos dependiendo de la región de su producción y la variedad utilizada.

La aportación que esta bebida da a los seres humanos es innumerable, dado que contiene varios **polífenoles** denominados catequinas. Uno de ellos, en especial, es el **epigalocatequin galato** (EGCG), tiene una de las moléculas nutricionales más poderosas para detener el crecimiento de las células cancerosas y la formación de nuevos vasos sanguíneos.

Se ha demostrado en múltiples estudios publicados por el National Center for Biotechnology Information en el US National Library of Medicine[12] que los antioxidantes del té verde inhiben a la célula cancerosa a entrar en su «ciclo celular» forzándola a parar su crecimiento. El EGCG también aumenta los niveles de otras proteínas celulares que dificultan el desarrollo de células cancerosas.

En los mismos estudios se ha demostrado que el EGCG mata varios tipos de células cancerosas en condiciones de laboratorio. Una de las maneras en la que se está demostrando es que activa proteínas en el cuerpo que causan la destrucción de las células cancerosas (apoptosis).

---

12. https://www.ncbi.nlm.nih.gov

En una investigación realizada por J. W. Gu y su equipo del Cancer Institute de la Universidad de Mississippi de USA, y publicado en el US National Llibrary of Medicine, del National Institute of Health[13] donde se estudiaba el cáncer de mama en poblaciones de ratones, se vio que morían tantas células que el tumor comenzaba a disminuir, mostrando que no solo el EGCG detenía el crecimiento, sino que también promovía su destrucción.

Para que un tumor continúe aumentando, necesita vías de alimentación. Estos capilares llevan los nutrientes directamente al tumor, manteniendo así su desarrollo y su posible distribución a otros tejidos. A este fenómeno se le denomina **angiogénesis**. En varios estudios publicados por el National Center for Biotechnology Information, se ha comprobado que el EGCG inhibe el factor de crecimientos de estos vasos sanguíneos previniendo así su crecimiento y dispersión.

El té verde tiene varias presentaciones: blanco, verde y negro. Éste último ha seguido un proceso de fermentación, el cual destruye una importante parte de sus polifenoles.

Dentro de todos los tés hay una gran variedad, no solamente por la región en la que se cultiva, sino más bien por las diversas mezclas que se pueden lograr para alterar el gusto de los consumidores. Es tan fácil como ir a una tienda especialista y ver la multiplicidad de nombres, regiones, olores y sabores, que se pueden extraer de esta maravillosa planta.

Vale mencionar el té verde japonés. Éste también tiene varias presentaciones: sencha, gyokuro, matcha, etc., y es más rico en EGCG que su contraparte chino.

---

13. EGCG a major Green tea Catechin suppresses breast tumor angiogenesis and growth https://www.ncbi.nlm.nih.gov

El té verde debe dejarse en infusión entre cinco y ocho minutos, lo ideal son diez, para que libere las catequinas. Hay personas que les afecta la cafeína del té, a ellas les recomiendo el té verde descafeinado, que tiene casi la misma cantidad de ingredientes beneficiosos que el normal.

Cúrcuma (Curcuma longa)

Pertenece a la familia del jengibre y es otro de los ingredientes que más recomiendo para iniciar tu camino a la buena alimentación. Esta raíz, utilizada milenariamente por la medicina ayurveda en la India, es uno de los antiinflamatorios más conocidos en la botánica. Sus principales moléculas son las más poderosas en el organismo y del mundo celular, ya que ayudan en varias formas: toda invasión a nuestro cuerpo inicia una reacción inflamatoria. Cuando la inflamación se convierte en crónica, las células empiezan una reproducción desmedida y descontrolada, creando la posibilidad de que aparezcan células cancerosas; sin embargo, la curcumina lo impide controlando las actividades inflamatorias y ayudando al cuerpo a parar el crecimiento desmedido de las cancerosas.

Todos sabemos que, cuando tenemos un malestar, por lo común comienza con una inflamación: dermatitis, colitis, conjuntivitis, etc.[14] Esta reacción, normal en nuestro cuerpo, es provocada por nuestro sistema inmunológico y su función es traer más sangre a la zona. El problema empieza cuando la inflamación se vuelve crónica, ahí puede iniciar la aparición de células cancerosas.

Qué mejor que poder controlar estas inflamaciones de una manera natural con la curcumina. Sus propiedades antiinflamato-

---

14. Todo lo que termine en «itis» se refiere a una inflamación.

rias ayudan al cuerpo en la angiogénesis, o sea en la creación de vasos capilares, parando esta creación y forzando a las células cancerosas a morir (apoptosis).

La cúrcuma es uno de los principales ingredientes del curry, es la que le da ese color amarillento. Está comprobado que en la India, donde se consume gran cantidad de curry y, por ende, de cúrcuma, las estadísticas de cáncer son increíblemente bajas.

En un estudio publicado por el MD Anderson de la Universidad de Texas, se observó que en Estados Unidos, contra lo visto en la India, a los hombres les da 23 veces más cáncer de próstata; entre ocho a catorce veces más cáncer de piel; de siete a 17 veces más cáncer de pulmón; entre siete y ocho veces más cáncer de vejiga y cinco veces más cáncer de mama.[15]

Es obvio que no todo se le puede acatar a la cúrcuma, pero es evidente que los indios comen mucho menos carne y más verduras frescas. Sin embargo, la cúrcuma tiene una fuerte presencia en su dieta.

Durante mi tratamiento, tuve la oportunidad de visitar el Hospital MD Anderson en Houston que tenía una relación científica con el Centro Médico ABC en México. Durante mis exámenes preliminares, para confirmar el diagnóstico que me habían entregado en México, conocí a un oncólogo indio que trabajaba en algunas pruebas clínicas en el hospital. Le pregunté que cuál era el estudio que se estaba haciendo con ingredientes naturales, me sonrió, gesto extraño, ya que era un hombre muy serio, y me respondió: *cúrcuma*. No quiso extenderse ni tampoco explicar de qué se trataban las investigaciones, pues aún estaban en fase preliminar.

---

15. «Why are cancer rates so low in India» NutritionFacts.org

Cuando llegué a mi casa, inmediatamente me puse a investigar las propiedades maravillosas de este ingrediente. Desde entonces soy asiduo consumidor, no tanto de curry, sino simplemente de cúrcuma.

> **Nota:** *La cúrcuma por sí sola es muy difícil que la absorba el cuerpo, por lo que es necesario que se consuma con pimienta negra, pues la pimienta hace que el cuerpo lo absorba fácilmente.*

Jengibre

Otro antiinflamatorio y antioxidante recomendado para los pacientes de cáncer es la raíz de jengibre. Me sirvió mucho durante mi tratamiento de radio y quimioterapia pues una taza de infusión reducía considerablemente las náuseas que me daban. Unas rodajas, finamente cortadas y sumergidas en agua caliente, eran suficientes para calmar esa sensación de malestar.

Verduras crucíferas

Llamamos así a las coles de Bruselas, el repollo, el brécol o brócoli y a la coliflor; verduras que contienen, entre otros ingredientes cruciales para atacar el cáncer, **sulforafano**, un químico especialmente anticancerígeno que impide a las células precancerosas convertirse en tumores. Además, previenen la formación de vasos sanguíneos que alimentan el tumor (angiogénesis) y provocan que ciertas células cancerígenas cometan suicidio (apoptosis).

Para las personas que no están acostumbradas a esta variedad de verduras cuando las prueben notarán un sabor distintivo, que es el que le da el sulforafano.

Mi verdura favorita es el brócoli, me gusta cocinarlo en una manera denominada *blanching*, que es una forma de escaldado. Se pone agua a hervir con una pizca de sal; cuando ya está hirviendo se introduce el brócoli y se deja varios minutos hasta que cambie de color a un verde más intenso; después se saca y se le añade una pequeña porción de mantequilla. ¡Queda delicioso!

También se pueden cocer al vapor o freír ligeramente en aceite de oliva. La verdura debe estar crujiente al momento de morderla, esta es una buena manera de saber que los nutrientes quedaron intactos.

Nota: *Las verduras nunca hay que cocerlas demasiado o dejar que estén suaves ya que desaparecen todos sus nutrientes.*

Liliáceas

El ajo, la cebolla, el puerro, la cebolleta, la chalota, el espárrago, la yuca y los aloes, entre otros, son los más comunes en la familia de las liliáceas. Los compuestos de azufre de estas plantas ayudan a reducir los efectos cancerígenos de las nitrosaminas y de los compuestos n-nitroso que se generan, por ejemplo, cuando la carne está sobre chamuscada y, en el cuerpo, por el consumo de tabaco. Además, promueven la muerte de las células cancerosas (apoptosis) en el colon, pulmón, mama y próstata, así como en la leucemia.

> **Nota:** *la carne chamuscada al contener n-nitroso, promueve el cáncer.*

Otro de los factores de esta familia de plantas es que ayudan a equilibrar los niveles de azúcar en la sangre, lo cual favorece al paciente de dos formas: rebaja la producción de insulina en el cuerpo y reduce el alimento de las células cancerosas.

Uno de mis platillos favoritos resulta de sofreír ajo (machacado) y cebolla en aceite de oliva, añadirle verduras de la estación y servirlo sobre un plato de arroz blanco, rociado con curry, cúrcuma y pimienta negra. Te recomiendo conseguir arroz Basmati, procedente de la India con un índice glucémico (glucosa) más bajo que los demás arroces.

Verduras y frutas con betacaroteno

Me refiero a las zanahorias, el camote, el calabacín amarillo, la calabaza, el jitomate, los albaricoques, la remolacha y a casi todas las frutas de color amarillo, rojo o naranja. Estos pigmentos son conocidos como carotenoides y proveen casi el 50% de la vitamina A que se necesita en una dieta convencional occidental.

El betacaroteno se ha utilizado para combatir síntomas de asma causados por el ejercicio, previene el desarrollo de células cancerosas en ciertos tipos de cáncer. El cuerpo convierte el betacaroteno en vitamina A, la cual es un nutriente esencial, además tiene poderosos efectos antioxidantes que, como hemos visto, son importantes para la eliminación de los radicales libres en nuestros cuerpos.

De los estudios efectuados en el mundo de estos compuestos, el más consistentes en la investigación nutricional ha sido la asociación entre betacaroteno y la reducción del riesgo de padecer cáncer de pulmón, y particularmente la disminución del carcinoma de células escamosas. La metaplasia (una transformación celular) en el epitelio bronquial se considera un indicador de riesgo de cáncer en el pulmón para los fumadores.

Mi recomendación es consumir siempre estos nutrientes en su forma natural, ya que aún hay dudas de si estos ingredientes ayudan o no en su forma procesada, o sea, en forma de pastillas como serían la vitamina A o retinol.

Todavía hay mucho que investigar, yo estoy convencido de que extraer un compuesto de las plantas y administrarlo en solitario no da los mismos beneficios que en su forma natural, donde el compuesto reacciona con otros componentes de la misma planta y conjuntamente, (sinergia) trabajan para darnos el beneficio. Pero consúltalo con tu médico.

Jitomate

Hago especial mención del jitomate, miembro de la familia de los carotenoides porque, en mi opinión, es uno de los productos más importantes para el combate contra el cáncer. Su color rojo se debe a un antioxidante denominado **licopeno**, el cual pelea en contra de las moléculas dañinas que se encuentran entre nuestras células, llamadas radicales libres y que promueven las enfermedades y desbalancean nuestro sistema inmunológico.

Hay estudios que comprueban que el licopeno ayuda a prevenir el cáncer de próstata, pulmones y estómago. También hay estudios publicados por el Journal of the National Cancer Institute del Oxford Academic del Reino Unido, que muestran evidencia de que el aumento de su consumo reduce el cáncer de páncreas, colon, recto, esófago, cavidad oral, mama y cervical. Este antioxidante favorece la reducción del colesterol malo LDL y la presión arterial.

Para que se libere el licopeno, el jitomate debe estar cocido y con aceite de oliva lo cual ayuda a su asimilación.

Soya

Tofu, tempeh, edamame, leche de soya y miso, son los alimentos de soya más comunes y conocidos en nuestra dieta. La soya es uno de los productos vegetales que contienen todos los aminoácidos que el cuerpo necesita para crear proteína. Algunos empaques dicen que este producto sirve para reducir las enfermedades cardiacas dado que contiene compuestos que se asemejan al estrógeno, hormona femenina. En una época existió el temor de que la soya podía aumentar la posibilidad de padecer cáncer; sin embargo, en estudios recientes elaborados por el American Institute for Cancer Research ya se comprobó que no es verdad.

De los fitoquímicos más importantes que se encuentran en la soya están las **isoflavonas** o sea la genisteína, la daidzeína y la glicitaína, las cuales bloquean la estimulación de las células cancerosas para que se reproduzcan a través de las hormonas sexuales como la testosterona y los estrógenos.

También bloquean la creación de vasos capilares para alimentar a los tumores, (angiogénesis). Mi recomendación es tomar soya natural y orgánica.

Es importante saber que el tofu y el miso, son pastas de soya comprimida (tofu) y fermentada (miso). Estos productos son de procedencia lícita, están procesados y se hacen de una manera natural, sin añadir conservadores, ni edulcorantes, por lo cual son aceptables.

Otros alimentos

Dentro del mundo vegetal hay un sinnúmero de alimentos que ayudan al cuerpo a combatir esta enfermedad. Con el objeto de ser conciso los enumeraré porque son muy importantes y en algún momento deberán ser incluidos dentro de nuestra dieta.

1. **Las setas**. En ciertos países como en Japón, las setas, principalmente la shiitake, la maitake, la karawatake y la enokitake, son alimentos de primera necesidad y se encuentran en los platillos de todos los días. Contienen una molécula denominada **letinano**, que cuando se combina con otros **polisacáridos** en la misma seta estimulan fuertemente el sistema inmunológico. Otras que deben ser mencionadas son los champiñones, portobello y cardo.

2. **Frutos rojos** (moras, frambuesas, fresas y arándanos). Estos pequeños frutos contienen ácido **elágico**, el cual elimina las toxinas de las células, ya que bloquea la transformación de las sustancias cancerígenas del medioambiente en sustancias tóxicas y estimula la eliminación de toxinas. Estas últimas son peligrosas porque interactúan con el ADN y provocan mutaciones genéticas potencialmente letales.

El ácido elágico es una molécula súper importante para el combate del cáncer. Otro efecto benéfico es que detiene la formación de vasos capilares en las células cancerosas.

3. **Hierbas** (perejil, apio, hierbabuena) **y especias** (romero, tomillo, orégano y albahaca). Estas hierbas promueven el suicidio de las células cancerosas (apoptosis) y bloquean las enzimas que son necesarias para expandirse a otros tejidos. El perejil y el apio tienen una sustancia denominada **apigenina**, que promueve la apoptosis y bloquea la angiogénesis. Las especias que se utilizan diariamente en nuestra cocina, están llenas de bondades, de aceites esenciales de la familia de los terpenos, de donde emanan sus fragancias. El romero contiene carnosol, el cual es un antioxidante y antiinflamatorio.

4. **Omega 3**. Merecen una mención especial los pescados por ser una fuente de proteína para nuestra alimentación. Sobre todo, los grasos o de aguas frías que tienen un alto contenido de **Omega 3**. Está comprobado que combaten el cáncer, reduciendo el crecimiento de las células cancerosas.

    El aceite de linaza es otra fuente de ácido graso Omega 3.

5. **Chocolate**. El chocolate negro con más de 70% de cacao, contiene una enorme cantidad de antioxidantes y **polifenoles**. Estas moléculas frenan el desarrollo de las células cancerosas y limitan el angiogénesis.

> **Nota:** *consume chocolate que no tenga azúcar añadida, ya que ésta es el alimento de las células cancerosas.*

6. **Chile** (*Capsicum annuum*). Esta planta, tan presente en las dietas latinoamericanas, contiene grandes beneficios en toda su variedad. Su ingrediente principal, un carotenoide llamado **capsaicina**, es un poderoso antioxidante que actúa directamente en las células cancerosas. También es un antimicrobiano que actúa contra las bacterias.

Hierbas suplementarias

- **Cardo mariano** (*silybum marianum*). Es una hierba que desintoxica el hígado y lo ayuda a mantener sus funciones en óptimas condiciones. Este órgano es primordial para la desintoxicación del cuerpo y juega un importante cometido en la batalla contra el cáncer. Otra de sus actividades básicas es almacenar vitaminas y minerales y producir sales biliares para la digestión de las grasas y su absorción.

- **Saw palmetto** (*Serenoa repens*). Es un extracto de la fruta de la palma enana originaria del sureste de Estados Unidos. Por años ha sido utilizada para el tratamiento de la hiperplasia benigna (inflamación) de la próstata, que hace difícil a los hombres el orinar. Sus propiedades antiinflamatorias, antiexudativas, diuréticas y antisépticas, la hacen una fruta importantísima para mantener una próstata saludable. Además, ayuda a impedir el desarrollo del cáncer.

- **Echinacea** *(Echinacea Purpurea, angustifolia y pallida)*. Es una planta que estimula el buen funcionamiento del sistema inmunológico. En algunos pacientes de cáncer, en especial del sistema digestivo, se les ha tratado con echinacea. Los resultados demuestran una mejoría y han bajado el ritmo de crecimiento del tumor.

- **Ginkgo** *(Ginkgo biloba)*. Es una planta milenaria de Asia que ha sido utilizada a través de la historia como medicina. En Europa su extracto se receta constantemente para varios malestares y como prevención. Su primordial función es el mejoramiento del sistema circulatorio y del sistema inmunológico.

    Ayuda a los pacientes de cáncer de varias maneras. Como vasodilatador, ya que expande los vasos capilares dejando que más nutrientes y oxígeno lleguen a las células. Dado que las células cancerosas son anaeróbicas, o sea, que viven en un ambiente sin oxígeno, al llegarles el oxígeno cambia su medioambiente y se mueren.

    También inhibe la agregación plaquetaria en la sangre, ayuda a evitar infartos, ataques cardiacos y previene la metástasis de las células cancerosas. Es un antiinflamatorio muy enérgico que favorece el alivio de las alergias y es un poderoso antioxidante con una eficiencia excepcional.

- **Astrágalo** (*Astralagus membranaceus*). Es un **adaptógeno** y estimulador del sistema inmunológico de la medicina china. Los adaptógenos son niveladores de las funciones del cuerpo que las mantienen en condiciones óptimas. Son un grupo de pequeños compuestos herbales que incluyen el ajo y el ginseng, que coordinan un amplio espectro de funciones bioquímicas que ayudan a las membranas celulares y a los niveles de azúcar en la sangre, entre otras cosas.

    El astrálago también ha demostrado propiedades antivirales, por lo cual es altamente prescrito para combatir resfriados comunes. En el MD Anderson de Houston, encontraron que al aumentar la función inmunológica, a la vez aumentaba la función antitumoral de Interferon-2, una proteína en nuestro cuerpo que previene la proliferación viral.

    En otro estudio se vio que el astrágalo, junto con el ginseng, ayuda al sistema inmunológico a mantener sus niveles y a controlar la reducción de peso en pacientes de cáncer gastrointestinal, también previene la metástasis de las células cancerosas.

- **Ginseng.** Es un importante ingrediente chino que se utiliza como adaptógeno, estimulador del sistema inmunológico, **antitumoral** e inhibidor de metástasis. El ginseng es la hierba más estudiada en el mundo y la que más se utiliza en varias culturas pues equilibra las funciones generales del cuerpo.

    Posiblemente es la mejor en el reino vegetal, ya que estimula el sistema nervioso, calma al paciente para que pueda enfrentar mejor el estrés de la enfermedad. Es un regulador de los niveles de azúcar en la sangre hasta reducir los excesos que alimentan a las células cancerosas y estimula al sistema inmunológico impulsando la fagocitosis, una función importantísima del sistema inmunológico para erradicar células cancerosas y otras toxinas.

Además, ayuda al hígado promoviendo a los macrofagocitos, denominados células de Kupffer, que son las responsables de limpiar y absorber toda la basura celular de nuestro cuerpo, así como a las toxinas que en él se encuentran. Favorece la síntesis de proteína, disminuye la grasa en el hígado y lo protege de daños de elementos químicos.

El cáncer se propaga en el cuerpo cuando las células se adhieren a las paredes de los vasos sanguíneos. El ginseng ayuda a reducir la agregación de plaquetas en la sangre, evitando que las células cancerosas se peguen a las paredes de los vasos sanguíneos.

Dentro de sus maravillas se encuentra, casi milagrosamente, el control del crecimiento de las células cancerosas (hiperplasia). En los cuerpos saludables ayuda a la división celular y a su multiplicación, pero en ambientes cancerosos inhibe el crecimiento celular y favorece la reparación del ADN dañado.

- **Aloe vera.** Es un estimulante del sistema inmunológico que ayuda a la comunicación intercelular. La sabiduría popular lo usa como laxante, crema cutánea y medicamento en lesiones cutáneas. Su extracto recomendado es el producto en polvo y se utiliza como antibacterial y antiviral en los resfriados.

Al ser usado tópicamente, funciona muy bien como antiinflamatorio, para combatir lesiones o dermatitis. Es muy eficaz como estimulante del sistema inmunitario, dado que ayuda a las células neutrófilas a producir sustancias anticáncer.

Se ha comprobado que varios de sus elementos como los mananes y los glucanos tienen propiedades antineoplásicas. Uno de los usos importantes para los pacientes de cáncer es durante la radiación. Si se utiliza tópicamente, ayuda a la regeneración de la piel. Si se toma oralmente, favorece la protección de los tejidos contiguos al cáncer, para que no sean afectados.

Por último, ayuda a la comunicación intercelular para combatir las células cancerosas.

- **Uña de gato** (uncaria tormentosa). Es una planta de la selva amazónica del Perú, utilizada hace miles de años. Se usa la raíz y la parte interior de la corteza para la limpieza de parásitos en el ducto gastrointestinal. Se ha comprobado que ayuda en la inhibición de radicales libres, favorece el sistema inmunológico, limpia y estimula los intestinos, protege el ADN de las células y reduce el crecimiento de tumores malignos.

- **Raíz del ártico** (*rhodiola rosea*). Es una planta que habita en las partes más altas y climas fríos como en Siberia. Aunque los griegos ya hablaban de ella, fueron los rusos quienes dieron a conocer sus beneficios. Se ha demostrado que es un adaptógeno que ayuda al cuerpo a conservar un estado de equilibrio, mejora el estado de ánimo y aumenta la energía. También protege el ADN de las células, a los órganos y tejidos de los efectos dañinos de la quimioterapia y al corazón cuando la oxigenación es deficiente. Además, mantiene un balance hormonal en cánceres afectados por las hormonas.

> **Nota:** *El consumo de estos ingredientes durante el tratamiento debe de ser supervisado por un médico.*

Como podrás notar hay un sinnúmero de hierbas, especias y plantas que nos ayudan en la pelea contra en cáncer. No se pueden tomar todas a la vez; sin embargo, si puedes ser consciente de su existencia y, dependiendo de tu caso, ir integrándolas a tu dieta. Yo utilizo diariamente adaptógenos como ginseng y ginkgo para mantener un buen balance homeostático en mi cuerpo. Y lo complemento con estimuladores del sistema inmunológico en tiempos de frío y de epidemias, pero siempre a partir de la supervisión de un médico.

Resumen

Es importante para la recuperación mantenerse bien alimentado durante los tratamientos de radiación y quimioterapia. El uso de suplementos durante esta etapa debe estar supervisada por un médico.

Es muy importante evitar el alcohol, el tabaco y los azúcares refinados.

Se recomienda evitar los productos procesados y preferir los naturales en una dieta balanceada que aporte los macronutrientes (carbohidratos, fibras, grasas y proteínas) y los micronutrientes (las vitaminas y los minerales) que el cuerpo requiere, así dejaremos como última opción la suplementación con cápsulas o pastillas.

Los alimentos recomendables para combatir el cáncer son: té verde, cúrcuma, jengibre, verduras crucíferas (col, brócoli, etc.), liliáceas (ajo, cebolla, etc.), verduras con betacaroteno (zanahorias, calabaza, jitomate, etc.), soya, setas, frutos rojos (moras, frambuesas, fresas, etc.), pescado de aguas frías (atún, salmón, sardinas) y chocolate oscuro.

Las hierbas suplementarias son: cardo mariano, saw palmetto, echinacea, ginkgo biloba, astrálago, panax ginseng, aloe vera, uña de gato y raíz del ártico.

V

Cuarto paso: el poder de la mente

La experiencia anterior (la batalla contra el cáncer) dejó una profunda huella en mi vida. Mis prioridades cambiaron significativamente después de pensar en varias ocasiones que no sobreviviría al tratamiento. Cambié mi estilo de vida a uno más tranquilo para estar más cerca de mi familia y mis seres queridos. También me fui alejando cada vez más de mis obligaciones profesionales para hacer lo que me agradaba, como el coaching, para ayudar a gente que lo necesita, dar talleres de iniciativa empresarial y estudiar varias áreas de mi interés.

Carlos H. / 56 años
Cáncer pulmonar. Etapa III

* * *

Ahora el enfoque que tengo de la vida es totalmente diferente al que tenía antes. Aprendí a valorar las cosas que nunca había tomado en cuenta pues cuando estaba enfermo no podía hacer nada. Por ejemplo, subirme a un coche y manejarlo aunque fuera en el tráfico, lo comencé a gozar y constantemente me preguntaba: ¿cómo es que no podía hacer esto hace seis meses?

Ahora aprecio sentirme bien, valoro más la salud y la vida, y son pocos los días en los cuales no me despierto feliz de estar vivo.

*Javier R. / 30 años,
Cáncer testicular. Etapa II*

* * *

Mi vida cambió muchísimo. Al principio tenía rabia, pero después le agradecí a la vida que me hubiera pasado esto. No quiero que me vuelva a pasar, pero yo abracé al cáncer y lo tomé para sacar todo lo bueno que se puede sacar. Por ejemplo: que hay que disfrutar cada momento del día, no quejarse por tonterías, que estamos en esta vida para hacer el bien y gozarla. También me enseñó que hay que prepararse para la vejez y no dejarles un montón de problemas a los demás. Cuando te da cáncer hay dos caminos: rendirte o luchar contra la enfermedad y hacerte mejor persona.

*Liliana F. / 53 años
Cáncer de mama. Etapa II*

Cambio de vida

El 19 de octubre de 2007 me dieron de alta en el hospital. Los doctores, enfermeras y asistentes, pasaban felices a despedirse de mí, mientras mi familia elogiaba a todo el *staff* por un trabajo bien hecho. Habíamos superado la radiación, la quimioterapia, la cirugía y una infección pulmonar. Todo mundo se felicitaba y estaba de humor festivo, todos, excepto yo.

Después de haber estado tres meses en el hospital y pasar por tantos tratamientos, me había acostumbrado a una rutina donde sabía que un doctor y una enfermera estaban constantemente verificando mis signos vitales, mis medicamentos y, en general, mi bienestar.

Regresar a casa, aunque era atractivo por obvias razones, me daba pavor, pues tendría que cuidarme a mí mismo y no sabía si estaba listo. Mi estado físico estaba deteriorado y mentalmente estaba exhausto. Mi vida había cambiado, pero todavía no sabía hasta qué punto. Lo único que sabía era que ya no era el mismo y que mis actividades anteriores a la enfermedad se verían mermadas.

Después de la operación, los doctores me programaron otra ronda de quimioterapia que ya podía hacerla de manera ambulatoria. Esta nueva situación me dio mucho tiempo para estar solo mientras las personas que me rodeaban iniciaban su vida cotidiana y entraban a su rutina. En soledad tuve muchas horas para reflexionar y analizar mi situación como persona, paciente, miembro de una familia y profesionista.

Mi primer objetivo era estar lo suficientemente fuerte para iniciar otra vez mi trabajo. Inicié con una rutina de ejercicios, me necesitaba física y mentalmente en forma después de haber perdido diez kilos. Recuerdo que por aquellas fechas pesaba 55 kilos. Aumentar masa muscular para subir de peso requería de una dieta especial con un mayor número de calorías. Sin embargo, no era tan sencillo porque mi estómago ahora funcionaba como esófago y su capacidad era reducida. La anastomosis, o sea la unión entre el estómago y laringe, se cerraba con tejido cicatrizante y, con frecuencia, tenía que realizarme una endoscopía para que me abrieran el ducto para que pudiera deglutir la comida. Sorprendentemente no me afectaba, lo veía como la oportunidad de abandonar la casa en la que estaba encerrado y como si fuera una visita a mis amigos.

Pero una cosa si era definitiva, mi vida había cambiado, mi ritmo de trabajo no podía regresar a su nivel de estrés y necesitaba tomar mi alimentación como proyecto de vida.

En grupos de personas que habían pasado por esta misma operación, traté de encontrar respuestas sobre los alimentos que mi sistema digestivo podía retener con facilidad sin evacuarlos de inmediato. Todos los casos que contacté y leí eran distintos, cada cuerpo reaccionaba diferente a los mismos alimentos y, básicamente, me encontré con que tendría que resolver este dilema de una forma arcaica y lenta: prueba y error.

Así comencé a ser consciente de lo que ponía dentro de mi boca y a analizar los efectos que me provocaba cada alimento.

No todo era miel sobre hojuelas, había momentos en que la sombra de la depresión entraba en mi ser y pasaba muchas horas pensando si todo había valido la pena. El intercambio de determinación y depresión duraron aproximadamente tres meses. Fue un calvario mental: tenía que levantarme todas las mañanas a esperar si mis alimentos iban a ser digeridos o si iban a ser expulsados inmediatamente sin un proceso adecuado de digestión. Era desesperante cuando no lograba retener la comida pues, aparte de los retortijones y las náuseas, sentía una debilidad física que me mantenía sentado en el salón casi todo el día.

La desesperación me llevó al coraje, el coraje a la resolución y la resolución a un proceso mental en el cual empecé a usar mi mente para controlar mi cuerpo. No más pensamientos negativos, no más autocompasión; ahora tenía que usar mi cabeza para puro pensamiento positivo. Fue difícil, dado mi estado mental, creí que pasando todo el tratamiento y la cirugía, mi vida regresaría a ser como antes, solo que más delgado y con un tórax con muestras de batallas quirúrgicas, pero que seguiría adelante.

Así que, lo primero que aprendí, fue a analizar mi voz interna.

La mente como instrumento

Pasamos la vida sin ponerle atención a la mente y a su proceso: cómo piensa, a qué le teme, qué necesita y qué se dice a sí misma. No le damos importancia a una de las fuerzas más importantes de nuestras vidas, nuestro pensamiento.

La mente, cuando se ha ejercitado, tiene el poder de dirigir los pensamientos hacia una meta concreta. Cuando nos enfocamos en el miedo a la enfermedad, seguro llegaremos a un final no deseado, pero si nos enfocamos en el triunfo del tratamiento y de las acciones que hemos tomado, nos colocaremos en el camino del éxito.

No hablo de una cuestión mágica, sino de un asunto pragmático: una mente ejercitada pude concentrarse en generar pensamientos que pongan al individuo en línea con su meta. Los pensamientos alineados generan una estrategia, ésta se concreta en un plan y éste en una serie de acciones. Eso es lo que algunas personas llaman **materializar sus pensamientos**.

Cambios importantes en nuestras vidas exigen modificar la forma en que utilizamos la mente. El común de las personas se debate entre la generación y el paso de pensamientos positivos y negativos. Todos agolpándose en la cabeza hasta que unos logran (a partir de las creencias y los juicios) dominar a los otros.

Los seres humanos somos criaturas que formamos hábitos, incluso si estos involucran a la mente. Comenzar a ejercitarla requiere que identifiques qué pensamientos te llenan de fuerza y qué emociones positivas se detonan, son éstas tus principales herramientas para hacer construir tu lado dominante.

A veces olvidamos que, para poder cambiar el exterior, tenemos que comenzar con el interior. Cambiar paradigmas y creencias exige entrenar la mente con pensamientos de éxito respecto a nuestra enfermedad y erradicar completamente aquellos que están arraigados en lo más profundo del ser y nos llenan de duda y miedo.

Hay que mantenerse en consciencia y ocuparnos en la generación de pensamientos positivos pues lo que tenemos de frente es una gran batalla en la que debemos decir convencidos: ¡Voy a ganarle al cáncer!

Visualización

Cuando la gente dice que si lo piensa, lo crea, en realidad está haciendo referencia a una de las técnicas que se utilizan para inducir a la mente a pensar positivamente: la **visualización**.

Ésta consiste en enfocarse en lo que se desea, pero no basta con pensarlo hay que hacer el ejercicio mental de imaginar el resultado esperado. Por ejemplo: visualizar la conversación con el médico informándonos que el cáncer ha desaparecido o viéndonos llegar a casa, ya recuperados, entregándonos a un abrazo a nuestros seres queridos.

Utilicé esta técnica durante la quimioterapia. Me imaginaba cómo mis células inmunológicas mataban a las cancerosas y destruían el tumor. Creando la escena en mi mente no solo lo pensaba, también era capaz de sentir una inmensa felicidad por aquello y de creer que ya era una realidad. La mente consciente sabe que es un «truco», pero el subconsciente, no. Por ello actuará con las imágenes que has creado, sean reales o no.

Las **afirmaciones** también ayudan a crear pensamientos positivos. Son parte de la ciencia neurolingüística, pero como éste no es un libro de esa ciencia, solo mencionaré cómo funciona esta técnica.

Cuando hacemos una afirmación, en voz alta o solo en la mente, vibramos con la energía que es lanzada. Pensamientos positivos nos llevan a experimentar sensaciones y emociones positivas y los negativos a vibrar en esa misma sintonía. Afirmar «voy a ganarle al cáncer» te predispone emocionalmente para dar batalla.

Las afirmaciones que son útiles para sanar deben ser positivas. Si ya estás en el entrenamiento de la mente, te será fácil evitar cuestionarte (mental o verbalmente) la veracidad de tu afirmación. No cuestiones tu deseo ni lo pongas en duda para que el subconsciente actúe sobre él, solo exprésalo de forma sencilla, clara y con convicción. Repítelo constantemente, cual si fuera un mantra.

En mi primera fase de quimioterapia, en julio del 2007, había leído sobre el poder de la visualización, pero en esa época era escéptico de todo lo que no estuviera científicamente comprobado. Sin embargo, durante el tratamiento, tenía tiempo para pensar y decidí darle una oportunidad al tema y durante todas mis sesiones, mientras el medicamento entraba a mi cuerpo, me imaginaba cómo los químicos mataban todas las células cancerosas hasta que hacerlo se convirtió en un hábito. Al mismo tiempo comencé a decirme a mí mismo: «Voy a vencer. Puedo vencer al cáncer.»

No tengo elementos contundentes para comprobar los resultados de visualizar o afirmar. Pero cuando me hicieron el examen TEP del área afectada, mi tumor había desaparecido completamente. Obvio, los doctores lo atribuyeron a las exitosas terapias de radiación y quimioterapia. Mi pregunta para ellos siempre fue: ¿si eso era verdad, por qué no se erradicó en las primeras sesiones de quimioterapia y radiación en el 2003? Nunca lo sabré, el hecho es que hasta la fecha no ha vuelto a aparecer.

Hice afirmaciones, me visualicé sano y, paralelo a ello, también cambié hábitos alimenticios y seguí el tratamiento al pie de la letra. Si fue lo primero o quizá todo junto, solo sé que todo lo que hice fue beneficioso para fortalecer mi espíritu de lucha y detener el crecimiento del cáncer. ¡Qué bien! ¡Lo volvería a hacer sin ninguna duda!

Voz interna

Uno de los puntos importantes dentro de nuestra enfermedad es cómo vemos el cáncer. Ello determina, en gran parte, la forma de atacarlo y las decisiones que tomamos.

Si lo vemos como una enfermedad que ha tomado posesión de nuestras vidas, entonces la tomará y probablemente seremos testigos de que a pesar de todos los esfuerzos que se hagan para combatirlo, seguirá dominando nuestras vidas.

Si lo analizamos, el cáncer es un fenómeno que se suscita dentro de nuestro cuerpo y que responde a varios factores externos e internos a él. Estos factores, en suma, hacen que se propague y crezca sin limitación alguna, y es cuando se manifiesta.

Pero, ¿qué pasa si tomamos el control de los factores que hacen que el cáncer se prolifere? ¿Qué pasa si al contrario de seguir alimentando este fenómeno lo limitamos con acciones conscientes y deliberadas? Pues sencillamente no se manifestará y quizá se mantenga latente sin modo alguno de que crezca y se multiplique. Eso es exactamente lo primero que tenemos que hacer: tomar una decisión y tomar el control de nuestra vida y nuestro cuerpo. Ahora sí, con un verdadero objetivo, erradicar los malestares creados por esta enfermedad y devolvernos la salud.

En años pasados la medicina se dedicaba a buscar fórmulas y métodos para atacar a la célula cancerosa y destruirla. De ahí nacieron los tratamientos de quimioterapia y radiación, que hacen exactamente eso: aniquilan con efectos secundarios que también dañan a las células sanas. Sin embargo, hay que someterse a ellos, por lo menos hasta que se descubra otro procedimiento que erradique los tumores que han sobrepasado la etapa III de cáncer.

Por fortuna, se ha iniciado una nueva estrategia de ataque que se enfoca no solo en la célula, sino más bien en su medio ambiente: ¿qué la alimenta?, ¿cómo crece?, ¿qué factores la gobiernan? Y ¿en qué medio prolifera? Lo que significa que la medicina moderna se está abriendo a algunos tratamientos llamados alternativos, que ya no lo son tanto, porque más bien se están incluyendo dentro otros nuevos que contemplan la importancia de la nutrición y la mente.

Han iniciado un nuevo modo de ver cómo el cuerpo humano, mediante la mente, puede regular su funcionamiento. Hoy nadie pone en duda que se puede reducir el estrés por medio de la meditación y que hay una relación entre el sistema inmunológico y la neurolingüística reconociendo que la mente tiene dominancia directa, e indirecta, sobre el resto de nuestro cuerpo.

Entonces, nuestro primer paso es ver al cáncer como un desafío y no como algo externo que no se puede controlar. Una vez que lo aceptamos, nuestra mente automáticamente lo ve como un tema a solucionar y comienza a buscar estrategias para erradicarlo.

¿Cómo lo hace? Todos tenemos en nuestra mente una voz negativa y otra positiva que constantemente nos dicen qué hacer o no. Deepak Chopra[16] explica que esas voces no somos nosotros, más bien es nuestra mente tratando de descifrar situaciones que se basan en prejuicios, experiencias, circunstancias adversas del pasado o enseñanzas de nuestro medioambiente: escuela, maestros, padres, etc., pero, ¿qué pasa cuando callamos esas voces? En realidad nada, al contrario, le da una claridad a la mente en la que podemos tomar decisiones con veracidad, sopesando nuestro verdadero conocimiento.

¿Y si la decisión no es la correcta? Simplemente la corregimos y tomamos otra.

La neurolingüística contra el cáncer es importantísima, ya que a través de ella erradicamos la culpabilidad, la autocompa-

---

16. Médico, escritor y conferencista indio. Ha escrito sobre espiritualidad y el poder de la mente en la curación médica.

sión y la desesperación. Analizamos la situación como lo que es: un momento adverso que hay que corregir y que vamos a ganar.

Una forma que es infalible para que sientas este enorme poder de la mente, es que en medio de tu quimio o de tu radio, busques diez razones por las cuales estar agradecido y da gracias. Automáticamente sentirás una nueva sensación de euforia y conocerás la paz. Toma fuerza con esa decisión y repítete: *¡Voy a ganar esta batalla!* Esta afirmación se convertirá en un grito interno de guerra y la utilizarás todos los días en los momentos adversos y en los de alegría.

Con esta simple afirmación estarás utilizando la mente para combatir la enfermedad.

Estado mental

Otro de los factores importantes que me ayudaron fue mi estado mental. La enfermedad, después de haberla tenido con anterioridad, se convirtió en un desafío. Un desafío en el que sabía que tenía que hacer cambios en mi vida y en mi actitud hacia ella. Cambios que incluían mis hábitos nutricionales, físicos y medioambientales.

El desafío era claro: Yo iba a ganar. Y comencé a informarme de qué manera lo podía hacer. Así como lo estás haciendo tú ahora.

Este libro es un resumen de la cantidad de horas que pasé leyendo y buscando soluciones. Para mi asombro, uno de los factores más importantes era el estado de ánimo y el mental. Nadie en el mundo científico y de tratamientos tradicionales se atrevería a afirmar que el estado de ánimo y el estado mental son las causas no solo de la enfermedad, sino también de su curación.

He conocido doctores que absolutamente afirman que el estado de ánimo y un tratamiento coherente tradicional son fundamentales para la erradicación de la enfermedad. ¿Qué es lo que esto implica? Que tenemos que cambiar nuestra actitud hacia nuestra enfermedad. Es, en sí, una transformación de la persona, es una transformación de cómo vemos la vida y, lo más importante, es una transformación de cómo nos vemos a nosotros mismos.

En los momentos de reflexión la pregunta recurrente es: ¿Qué eventos estresantes he pasado en los últimos dos años? Es interesante analizar una de mis creencias anteriores cuando trabajaba en los medios. Entonces pensaba que yo funcionaba mejor si tenía estrés en mi vida. Llegué a creerlo tanto, que había momentos que yo mismo lo creaba. Me hacía sentir que estaba solucionando cosas y tomando decisiones que me llevarían a la resolución de los problemas que se presentaban en el trabajo y en mi vida privada. No es de sorprenderse que mi vida fuera un constante caos.

¿Qué me llevó al cáncer? Esa es la pregunta que todos los pacientes nos hacemos. Estoy convencido que son muchas cosas, pero también estoy cierto que el estrés crónico es un factor determinante: un divorcio, un cambio de país, un cambio de trabajo… Todo al mismo tiempo me hizo perder la brújula y entrar a un estado de estrés continuo. Tres años después de estos eventos fui diagnosticado con cáncer. ¿Coincidencia? No lo creo, pues aunado a todo eso, tenía una dieta pésima: alcohol en exceso, tabaco y largas noches sin dormir que hicieron que mi cuerpo se revelara y que mi sistema inmunológico se debilitara al grado de no poder combatir un simple resfriado.

Es importante hacer una reflexión del estado de nuestra vida, de los niveles de estrés que estamos viviendo, de nuestra nutrición y de nuestro estado físico. Es simple, pero lo damos por hecho. Cuántas veces no he escuchado: ¡Es que la vida moderna es sinónimo de estrés! Claro, si lo dejamos será quien norme nuestra vida cotidiana.

Otro de los problemas que favorecen que el cáncer se presente es el estado emocional. Esto, para mí, fue un poco más complicado de enfrentar, ya que siempre me sentí capaz de controlar mis emociones. Durante mi infancia y adolescencia estaba seguro dejando pasar todo lo que me afectara. Ahora me doy cuenta de que simplemente estaba reprimiendo todas mis emociones, hasta que se convirtió en costumbre. Aun ahora me es difícil expresar esa cantidad de emociones reprimidas, en especial las de los tres años anteriores a mi diagnóstico. Se la cobraron muy caro y no ayudaron en nada hasta que empecé a percibir que estaba viviendo en una depresión crónica y que no me había dado por enterado.

Ahora ya no tengo estrés, mi vida y mis hábitos han cambiado, he entrado en una filosofía de vivir en el presente y de dejar que el pasado sea el pasado, sin arrepentimientos, aceptando que no se puede cambiar y que gracias a él estoy aquí ahora escribiendo este libro que ojalá te ayude a vencer esta enfermedad.

El futuro no lo conozco y le doy la bienvenida, pues cada momento que vivo sé que es único e irrepetible y que viviendo el presente intensamente seré feliz.

Esta actitud hacia el presente me dio mucha fuerza para combatir la enfermedad pues, aunque sabía que la tenía, no me quitó el gozo de vivir el día a día con mi familia y mis seres queridos. Comencé a no tomarme la vida tan en serio, a reírme con mis amigos y, sobre todo, de mí mismo.

Volví a reevaluar mis relaciones. Mi relación con mi pareja, quien estuvo todo el tiempo a mi lado; con mis hijos, quienes en su silenciosa manera estaban pendientes de mí y transmitían su amor y preocupación; con mis hermanos, cuyo apoyo y afán de vencer la enfermedad me unió más a ellos.

Puedo decir que gracias a la enfermedad, evalúo la relación con todos ellos de otra manera, la veo como esencial para mi existencia, y que gracias a todos ellos, amo la vida, sus risas y los momentos que compartimos en silencio. Ya no es necesario hablar es simplemente dejarse envolver por el amor y por la vivencia.

Finalmente, comencé a practicar la autodisciplina. Dejé el tabaco, el alcohol, el azúcar y la comida procesada. Aprendí a comer con inteligencia y no solo por el sabor, a tomar mis suplementos, a dormir todos los días a la misma hora, a meditar por las mañanas, a dar gracias por todo lo que me rodea, a pensar que todo problema es una oportunidad.

Sí, cambié mi vida, y aunque suene raro o inclusive a disparate, lo hice todo gracias a la enfermedad, gracias al cáncer y ahora vivo más consciente de la vida. Aprendí que la felicidad no está afuera de mí, sino más bien dentro. Aprendí a perdonar, principalmente a mí mismo. Aprendí a vivir. Y ahora, simplemente VIVO.

Resumen

Cambio de vida

Personas que sufrieron esta enfermedad, llegaron a un estado de reflexión sobre la vida después de los tratamientos que su cuerpo enfrentó. Dado que hay tiempo durante la recuperación, los pensamientos se vuelcan al modo de vida que llevaban y a los hechos que los pusieron en esa situación.

Se analizan los niveles de estrés, de nutrición y, lo más importante, cómo vivíamos nuestras vidas. De estas reflexiones, muchas son positivas y contribuyen a erradicar malos hábitos y a cambiar nuestra forma de vivir.

El poder de la mente

Es fundamental reconocer el poder que nuestra mente tiene sobre el cuerpo. La importancia yace en utilizarla para mejorar los pensamientos y tomar decisiones positivas para que la recuperación y la vida sigan adelante con una nueva energía y objetivos positivos.

Visualización

Es una técnica que consiste en visualizar o imaginar cómo será tu vida cuando los resultados positivos sean los deseados. Se trata de ver, sentir y emocionarse con la escena como si ya estuviera sucediendo.

Voz interna

La mente tiende a crear dos voces internas que nos acompañan toda la vida: la positiva y la negativa. El truco es callar a la voz negativa haciéndonos conscientes de que existe y de que la podemos controlar. Un método para lograrlo es la neurolingüística que utiliza la repetición constante en nuestra mente de un mensaje o mantra, como: «*Soy fuerte y voy a vencer a este cáncer*». Cuando lo hacemos, aunque nos entren dudas, la mente lo da por hecho y envía las instrucciones correctas al cuerpo.

Con la voz positiva podemos cambiar nuestra actitud a la enfermedad y tener más energía para combatirla.

Estado mental

La actitud que transformó radicalmente la forma de ver mi enfermedad la resumo en la manera de cómo el cáncer cambió mi vida para convertirse en un desafío de salud: «*Voy a ganar esta pelea*». Cambié mis hábitos nutricionales, físicos y medioambientales. Obtuve la fortaleza para disciplinarme mejorando mi estilo de vida, viviendo en el presente y dejando atrás el pasado, amando a mi familia y a mis amigos y, en especial, a la vida.

Conclusión

Hemos visto cómo la preparación, el tratamiento, la nutrición y el estado mental, son pasos importantes para poder vencer esta enfermedad. No puedo decir que es una pelea fácil; sin embargo, si llegas sin conocimiento, puede llevarte a un proceso más difícil y prolongado. De todos los casos que he entrevistado y conocido, el común denominador es que el 90% de los pacientes han tomado la enfermedad como un reto y un desafío.

En 2004 me diagnosticaron con cáncer en el esófago. Realicé los tratamientos de acuerdo a los protocolos establecidos y al terminarlos, incluyendo la cirugía, regresé a mi vida anterior, es decir, al mismo estrés, misma dieta y un afán obsesivo por recuperar el tiempo perdido.

En 2007 me volvieron a diagnosticar cáncer, no podía entrar a los tratamientos y seguir con la misma vida que estaba llevando. ¿Qué cambió? Todo lo que podía controlar: mi vida, mi dieta, mi actitud y mi estado mental. Estudié cuáles alimentos podían ayudar a mi condición. Busqué formas para llegar más relajado y determinado para enfrentar la enfermedad. Entré a un régimen de ejercicio y escuché más a mi cuerpo. ¿Fácil? No. Tuve que erradicar mis prejuicios sobre los temas de dieta y estrés, sobre las diferentes técnicas de relajación y conocer más sobre el poder de la mente.

Ya sabes tú lo que yo hice, ahora la decisión es tuya.

Espero que este libro te ayude a entender que ésta es una enfermedad difícil, pero que se puede derrotar con la actitud correcta, un buen tratamiento, una nutrición con conciencia y un cambio de vida. ¡Hay una esperanza!

Es interesante saber que, de la mayoría de los casos que entrevisté, todos me decían que le daban gracias a la enfermedad porque después de haberla sufrido, habían encontrado un nuevo objetivo en sus vidas con una visión más sensible a sí mismos y hacia sus semejantes. Habían encontrado una nueva directriz donde le ponían más énfasis a la bondad espiritual, a la caridad y a la ayuda al prójimo.

Después de tantos años, creo que ahora puedo contestar la pregunta que me hizo ese hombre en Hyde Park en Londres de que quién era yo para cuestionar la existencia de Dios. Sin meterme en alta metafísica y filosofía popular, puedo responder que soy un «guerrero», un incansable espíritu de combate contra las embestidas que la vida molecular le ha enviado a mi cuerpo y un amante de la vida.

Hoy soy una persona que escucha más al cuerpo, que trata de mantener su delicado balance y estoy agradecido a la vida por haberme despertado a esta realidad. Ahora me toca compartirlo.

Te invito a que tú también seas un «guerrero», a que con tu mente y tu cuerpo, pelees diariamente el embate molecular del medioambiente y a que ames la vida con todas tus fuerzas, sabiendo que constantemente te estará enviando mensajes de su existencia.

Te deseo la mejor de las suertes.

LAWRENCE

Glosario

Ácido elágico. Ponifenol que protege a muchas plantas contra la luz ultravioleta, virus, bacterias y parásitos. Es usado como regenerador de la piel.

Adaptógenos. Sustancias naturales que, según la Teoría Sistémica, se encuentran solamente en unas cuantas plantas y hierbas raras. Las plantas y hierbas proporcionan nutrientes especiales que ayudan al cuerpo a alcanzar un rendimiento óptimo mental, físico y laboral.

ADN (ácido desoxirribonucleico). Molécula situada en el corazón del núcleo celular y es el constituyente base de la materia viviente. Contiene el patrimonio genético de cada individuo.

Afta bucal. Pequeña úlcera que se forma en la parte interior de la boca (estomatitis aftosa).

Algólogo. Médico especialista en algología que trata todo tipo de dolor crónico no controlado por medios comunes y se extiende a otras especialidades con problemas de dolor.

Aminoácidos. Es la base de las proteínas. Gran parte de nuestras células, músculos y tejidos están compuestos por aminoácidos y estos son esenciales para su metabolismo. Alrededor del 20% del cuerpo está formado por proteínas.

Anaeróbico. En bilogía, se utiliza para describir organismos que no utilizan oxígeno en su metabolismo.

Anastomosis. Es una conexión quirúrgica entre dos estructuras. Generalmente quiere decir una conexión creada entre estructuras tubulares, como los vasos sanguíneos o del intestino.

Angiogénesis. Es una formación de vasos sanguíneos que los tumores necesitan para crecer y alimentarse.

Anticuerpos monoclonales. Son proteínas producidas en laboratorio que se pueden unir a células cancerosas. Hay muchos tipos de anticuerpos monoclonales y se elaboran para unirse a una sola sustancia. Son usados para el tratamiento de algunos tipos de cáncer como cáncer de cerebro, de mama, pulmón y próstata, entre otros.

Antiexudativas. Substancias que previenen la salida de fluidos ricos en proteínas del sistema circulatorio y que son depositados en tejidos aledaños. La permeabilidad en los vasos sanguíneos deja pasar las moléculas de materiales solidos por sus paredes.

Antígeno. Sustancia, generalmente del grupo de las proteínas, que da lugar a la formación de un anticuerpo específico por parte del sistema inmunológico del organismo en el cual reacciona.

Antineoplásicas. Sustancias que impiden el desarrollo, crecimiento o proliferación de células tumorales malignas. Estas sustancias pueden ser de origen natural, sintético o semisintético.

Antioxidante. Molécula capaz de retardar o prevenir la oxidación de otras. La oxidación es una reacción química de transferencia de electrones de una sustancia a un agente oxidante. Las reacciones de oxidación pueden producir radicales libres que comienzan reacciones en cadena que dañan las células.

Antiséptico. Que destruye los gérmenes.

Apigenina. Flavonoide natural presente en vegetales y frutas que debilita las células cancerígenas hasta convertirlas en células normales y aniquilarlas. El compuesto está presente en el perejil, apio y manzanilla, entre otros.

Apoptosis. Muerte celular programada en la que una célula degrada su propio ADN, el núcleo y el citoplasma se encogen y la célula es fagocitada por otras células sin derramar su contenido.

Aromatasa. Enzima responsable de un paso fundamental en la biosíntesis de los estrógenos. Debido a que los estrógenos promueven ciertos cánceres y otras enfermedades, los inhibidores de la aromatasa son frecuentemente usados para tratar dichas enfermedades.

Benigno. Término para referirse a una afección, tumor o neoplasia que no es cancerosa. Significa que no se propaga a otras partes del cuerpo ni invade el tejido adyacente. Algunas veces, una afección se denomina benigna para sugerir que no es peligrosa o grave.

Betacaroteno. Sustancia que está presente en frutas y verduras, da el color naranja o rojo típico de algunas de ellas como las naranjas, la remolacha o el jitomate, entre otros. Se ha demostrado que este pigmento se convierte en vitamina A y además es un poderoso antioxidante de las células.

Biopsia. Examen microscópico de un trozo de tejido o una parte de líquido orgánico que se extrae de un ser vivo.

Blanching. Proceso de hervir verduras por un periodo breve.

Capsaicina. Molécula química, con sabor picante, que puede ser utilizado en la cocina. En la medicina forma parte de la composición de cremas analgésicas que sirven para calmar el dolor local nervioso y los picores. Además, estimula el sistema inmunológico y es antioxidante.

Carcinoma. Forma de cáncer con origen en células de tipo epitelial o glandular, de tipo maligno. Los dos grandes grupos son los epidermoides y los adenocarcinomas. Los carcinomas constituyen el tipo más común de cáncer.

Carnosol. Diterpeno fenólico encontrado en el romero y *salvia pachyphylla*. Su aceite tiene propiedades antioxidantes.

Catequinas. Sustancias que se encuentran en el té que ayudan a proteger a las células del daño causado por los radicales libres. Los radicales libres son moléculas inestables que se elaboran durante el metabolismo normal de las células (cambios químicos que ocurren en una célula).

Catéter. Sonda plástica larga y suave, que se coloca a través de una pequeña incisión en el cuello, tórax o ingle, dentro de una vena grande con el fin de transportar nutrientes y medicamentos al organismo por vía intravenosa durante un tiempo prolongado. También se utiliza para tomar muestras sanguíneas para estudios.

Células de Kupffer. Forma especializada de células inmunes que existen solo en el hígado.

Ciclos de la quimioterapia. El tratamiento de quimioterapia, generalmente, se administra en ciclos. Esto permite atacar las células cancerosas cuando son más vulnerables y dar tiempo a las células normales para que se recuperen del daño sufrido. Frecuencia del ciclo: puede repetirse en forma semanal, quincenal o mensual.

Cirujano oncólogo. Médico que tiene una formación especial para realizar biopsias y otros procedimientos quirúrgicos en pacientes de cáncer.

Citoquinas (citosinas). Grupo de proteínas de bajo peso molecular que actúan mediante interacciones complejas entre células de linfoides, células inflamatorias y células hematopoyéticas. Son los agentes responsables de la comunicación intercelular.

Colesterol. Sustancia grasa que se encuentra en las membranas de muchas células animales y en el plasma sanguíneo.

Comida procesada. Alimento tratado o modificado mediante algún proceso físico o químico con el fin de mejorar su conservación o sus características organolépticas (sabor, aroma, textura, color, etc.).

Daidzeinal. Isoflavona que se encuentra en los productos de la soya. Se encuentran en estudio para la prevención de cáncer.

Diurético. Molécula que aumenta la producción de orina.

DNA. Sigla internacional del ADN (ácido desoxirribonucleico) que se encuentra en el núcleo de las células y es el principal constituyente del material genético de los seres vivos.

Echinacin. Principal sustancia de la echinacea y es, sobre todo, reconocido por estimular el sistema inmunológico. Ayuda a evitar el resfriado común y es un remedio eficaz contra la gripa.

Endoscopía. Exploración o examen visual de las cavidades o los conductos internos del cuerpo humano mediante un endoscopio.

Epitelio bronquial respiratorio. Revestimiento de las vías respiratorias que se extiende desde la cavidad nasal a través de la ramificación del árbol respiratorio hasta los sacos aéreos terminales de los pulmones. Sirve como una barrera a prueba de fugas que transporta, filtra y acondiciona el aire que respiramos. Los diferentes tipos de células epiteliales respiratorias se alinean con las vías respiratorias, cada una adecuada especialmente a su ubicación y función.

Estrógeno. Hormona sexual que interviene en la aparición de los caracteres sexuales secundarios femeninos.

Etapa. Indicador que describe cuánto cáncer hay en el cuerpo y ayuda a determinar qué tan grave es, así como la mejor manera de tratarlo.

Fagocitos. Tipo de glóbulo blanco que ayuda al cuerpo humano a combatir las infecciones y dispone de células somáticas muertas o moribundas. Eliminan bacterias y otros agentes patógenos del cuerpo a través de un proceso de ingestión llamada fagocitosis.

FDA (por sus siglas en inglés). Agencia del gobierno de Estados Unidos responsable de la regulación de alimentos (tanto para personas como para animales), medicamentos (humanos y veterinarios), cosméticos, aparatos médicos (humanos y animales), productos biológicos y derivados sanguíneos.

Fitoquímicos (fito=planta). Nombre genérico con el que se conoce a una serie de sustancias que se encuentran en las plantas, aunque se utiliza principalmente para hacer referencia a sus compuestos bioactivos que no tienen valor nutricional, pero sí para la salud.

Flavonoide. Pigmentos naturales presentes en los vegetales que protegen al organismo del daño producido por agentes oxidantes, como los rayos ultravioletas, la polución ambiental, sustancias químicas presentes en los alimentos, etc.

Gammagrafías. Examen que, debido a la baja dosis de radiación, es seguro y permite poner de relieve muchas patologías, en particular, la búsqueda de metástasis óseas en el estudio de estadificación del cáncer.

Genisteína. Isoflavona que se encuentra en los productos de soya. Se encuentran en estudio para determinar si ayudan a prevenir el cáncer.

Glicitaína. Isoflavona presente en la soya.

Glucanos. Polisacáridos formados específicamente por unidades monómeras del monosacárido D-glucosa, unidos entre sí por medio de enlaces glucosídicos.

Grado de cáncer. Indicador que permite la descripción de un tumor según la anormalidad de las células y tejidos cancerosos al microscopio, y con la rapidez con que es posible que multipliquen y diseminen. Las células cancerosas de grado bajo tienen un aspecto más parecido al de las células normales y tienden a multiplicarse y diseminarse más lentamente que las cancerosas de grado alto. Los sistemas de clasificación para cada tipo de cáncer son diferentes. Se usan para ayudar a planificar el tratamiento y determinar el pronóstico. También se llama grado y grado del tumor.

Hiperplasia. Aumento de tamaño anormal que sufre un órgano o un tejido orgánico debido al incremento del número de células normales que lo forman.

Hormonas. Sustancia química producida por un órgano o por parte de él, cuya función es la de regular la actividad de un tejido determinado.

Imagen de resonancia magnética (IRM). Estudios que usan un gran imán y ondas de radio para observar órganos y estructuras que se encuentran al interior del cuerpo. Los profesionales de la salud utilizan estas imágenes para diagnosticar una variedad de afecciones, desde rupturas de ligamentos hasta tumores.

Infusores portátiles. Dispositivos portátiles para la administración de medicación por vía subcutánea. Utilizan un mecanismo muy simple denominado «infusor». También hay aparatos de funcionamiento más complejo y de mayores prestaciones como son las «bombas de infusión», igualmente portátiles, aunque de mayor precio.

Isoflavonas. Grupo de sustancias pertenecientes a la soya, que poseen una estructura similar a los estrógenos humanos. Por eso actúan como tales sobre el organismo, proporcionando beneficios a la mujer en la menopausia.

Letinano. Componente polisacárido que ha demostrado que reduce el colesterol. Japón lo aisló y patentó como medicamento contra el cáncer, debido a su capacidad de estimular el sistema inmunológico en la desactivación de las células malignas. Así mismo, el letinano desencadena la producción de interferón, la sustancia antivírica y antibacteriana que podría contribuir en la inhibición del avance del VIH.

Leucocitos. Células que se encuentran en la sangre. Su nombre deriva del griego *leukos*, que significa blanco y *kytos*, que se refiere a las células, de allí que los leucocitos también sean llamados glóbulos blancos.

Licopeno. Sustancia química que existe en forma natural y es la responsable del color rojo de las frutas y verduras. Es uno de los tantos pigmentos llamados carotenoides.

Linfoma y leucemia. Tumor maligno del ganglio linfático.

Macronutriente. Nutrientes que suministran la mayor parte de la energía metabólica del organismo. Se diferencian de los micronutrientes, (vitaminas y minerales), en que estos últimos también son necesarios en pequeñas cantidades para mantener la salud, pero no para producir energía.

Marcadores tumorales. Sustancia que se encuentra en los tejidos, la sangre u otros líquidos del cuerpo y que a veces es un signo de cáncer o de ciertas afecciones benignas (no cancerosas). Las células normales y las cancerosas elaboran la mayoría de los marcadores tumorales, pero las cancerosas en cantidades más grandes. Es posible que un marcador tumoral ayude a diagnosticar un cáncer, planificar el tratamiento o determinar si el tratamiento es eficaz o si el cáncer volvió. Entre los ejemplos de marcadores tumorales se encuentran el CA-125 (en el cáncer de ovario), el CA 15-3 (en el cáncer de mama), el CEA (en el cáncer de colon) y el PSA (en el cáncer de próstata).

Mastocitos. Células del tejido conjuntivo originadas por células hematopoyéticas. Se originan en las células madre de la médula ósea, actuando en la mediación de procesos inflamatorios y alérgicos.

Metaplasia. Proceso en el que las células de un tejido se transforman en otras. Es un fenómeno característico de los tejidos embrionarios cuyas células maduran, se diversifican y se especializan. También puede ser patológica, como respuesta a una lesión crónica.

Metástasis. Es cuando las células de cáncer se desprenden de donde se formaron y viajan por el sistema linfático o sanguíneo y forman nuevos tumores en otras partes del cuerpo.

Mialgia. Dolor muscular.

Minerales. Micronutrientes inorgánicos que el cuerpo necesita en cantidades o dosis muy pequeñas. Entre todos los minerales suman unos pocos gramos, pero son tan importantes como las vitaminas. Sin ellos nuestro organismo no podría realizar las amplias funciones metabólicas que realizamos a diario: la síntesis de hormonas o la elaboración de los tejidos.

Mitosis. Proceso de reproducción de una célula que consiste fundamentalmente, en la división longitudinal de los cromosomas y en la división del núcleo y del citoplasma; como resultado se constituyen dos células hijas con el mismo número de cromosomas y la misma información genética que la célula madre.

Náusea. Sensación de malestar o de estómago revuelto junto con una urgencia por vomitar.

Neurolingüística. Parte de la lingüística que estudia la relación entre el lenguaje y el cerebro.

Neuropatía periférica. Describe que los nervios no funcionan apropiadamente. Puede ser daño a un solo nervio o a un grupo de nervios. También puede afectar a los nervios en todo el cuerpo.

Neutrófilos. Leucocitos de tipo granulocito, también denominados polimorfonucleares (PMN). Es el tipo de leucocito más abundante de la sangre en el ser humano. Su periodo de vida media es corto, duran horas o máximo algunos días.

Nitrosaminas. Compuestos orgánicos que generalmente se originan por la reacción de una amina secundaria con nitritos en un medio muy ácido. Su formación se ve favorecida por la temperatura elevada.

Nutrientes exógenos. El término «exógeno» o «exógena» es utilizado para hacer referencia a algo que es originado en el exterior de una cosa, en contraposición a endógeno, que se origina en el interior.

Oncólogo. Médico especializado en el estudio y tratamiento del cáncer.

Orquiectomía. Operación en la que se extrae uno de los testículos o ambos.

Patógeno. Causa o produce enfermedad.

Polifenoles. Generalmente son subdivididos en taninos hidrolizables, que son ésteres de ácido gálico de glucosa y otros azúcares;

y fenilpropanoides, como la lignina, flavonoides y taninos condensados.

Polisacáridos. Polímeros cuyos constituyentes (sus monómeros) son monosacáridos, los cuales se unen repetitivamente mediante enlaces glucosídicos. Estos compuestos llegan a tener un peso molecular muy elevado, que depende del número de residuos o unidades de monosacáridos que participen en su estructura.

Prurito. Picor que se siente en una parte del cuerpo o en todo y provoca la necesidad o el deseo de rascarse. Es un síntoma de ciertas enfermedades de la piel y de algunos tipos de genes.

Quimioterapia. Tratamiento con medicamentos para interrumpir la formación de células cancerosas, ya sea mediante su destrucción o impidiendo su multiplicación. Se administra vía oral, en inyección, por infusores o sobre la piel, según el tipo de cáncer y el estado en que éste se encuentre.

Radicales libres. Sustancias químicas muy reactivas que introducen oxígeno en las células produciendo la oxidación de sus partes, alteraciones en el ADN y además, provocan cambios que aceleran el envejecimiento del cuerpo.

Radiólogo. Médico especialista en radiología, que es la rama que se ocupa de generar imágenes del interior del cuerpo mediante diferentes procesos como los rayos X.

Sarcoma. Tipo de cáncer que empieza en el hueso o en los tejidos blandos del cuerpo como el cartílago, la grasa, los músculos, los vasos sanguíneos, el tejido fibroso u otro tejido conjuntivo o de sostén. Los diferentes tipos de sarcoma dependen del lugar donde se forma el cáncer.

Sistema inmunológico. Defensa natural del cuerpo contra las infecciones, como las bacterias y los virus. A través de una reacción bien organizada el cuerpo ataca y destruye los organismos infecciosos que lo invaden. Estos cuerpos extraños se llaman antígenos.

Sulforafano. Químico que se encuentra en los retoños del brócoli, así como en otras verduras en la familia de la col. Hay evidencia que insinúa que el sulforafano podría ayudar a prevenir el cáncer.

Terpenos. Amplia clase de compuestos orgánicos de origen natural, también se conocen como isoprenoides, ya que su estructura se basa en la repetición de unidades de isopreno (C5H8).

Testosterona. Hormona sexual masculina segregada especialmente en el testículo, pero también, aunque en menor cantidad, en el ovario y en la corteza suprarrenal, que tiene efectos morfológicos, metabólicos y psíquicos.

Tomografía por emisión de positrones (TEP). Prueba diagnóstica que, a través del uso de una pequeña cantidad de una sustancia radioactiva, permite obtener imágenes del interior del organismo.

Tomografías computarizadas. Tecnología para diagnóstico con imágenes. Utiliza un equipo de rayos X especial para crear imágenes transversales del cuerpo. Entre los usos de la TC se incluye la exploración de huesos fracturados.

Tumor. Masa de tejido de una parte del organismo cuyas células sufren un crecimiento anormal y no tienen ninguna función fisiológica. Estas células tienen tendencia a invadir otras partes del cuerpo.

Ultrasonido. Estudio que presenta imágenes en secciones delgadas y planas del cuerpo. Los avances en la tecnología incluyen el ultrasonido tridimensional (que transforma los datos de ondas acústicas en imágenes de 3-D).

Vacunas. Preparación destinada a generar inmunidad contra una enfermedad estimulando la producción de anticuerpos.

Visualización. Técnica de relajación basada en la imaginación que propone la visualización mental de situaciones, sensaciones y emociones como vehículo para alcanzar un estado de relajación.

Vitamina. Término compuesto formado por el vocablo latino *vita* (vida) y por el concepto químico *amina* (acuñado por el bioquímico polaco C. Funk). Son las sustancias orgánicas que están presentes en los alimentos y que resultan necesarias para el equilibrio de las funciones vitales del cuerpo.

Datos de contacto

Puedes escribirle al autor a su correo electrónico:
daeg1@hotmail.com

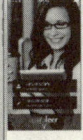